Ratgeber Prüfungsangst

Ratgeber zur Reihe Fortschritte der Psychotherapie
Band 26

Ratgeber Prüfungsangst

von PD Dr. Lydia Fehm und Prof. Dr. Thomas Fydrich

Ratgeber Prüfungsangst

Informationen für Betroffene und Angehörige

von Lydia Fehm
und Thomas Fydrich

HOGREFE
GÖTTINGEN · BERN · WIEN · PARIS · OXFORD
PRAG · TORONTO · BOSTON · AMSTERDAM
KOPENHAGEN · STOCKHOLM · FLORENZ

PD Dr. Lydia Fehm, geb. 1966. Psychologische Psychotherapeutin. 2000 Promotion an der Technischen Universität Dresden. 2008 Habilitation an der Humboldt-Universität Berlin. Seit 2008 Ambulanzleitung am Zentrum für Psychotherapie an der Humboldt-Universität Berlin.

Prof. Dr. Thomas Fydrich, geb. 1953. Psychologischer Psychotherapeut. 1986 Promotion an der Universität Marburg. Training und Forschungsaufenthalte in Pittsburgh und Philadelphia, USA. 1996 Habilitation an der Universität Heidelberg. Seit 2004 Professur für Psychotherapie und Somatopsychologie am Institut für Psychologie der Humboldt-Universität zu Berlin. Leitung des Zentrums für Psychotherapie.

Bibliografische Information der Deutschen Nationalbibliothek
Die Deutsche Nationalbibliothek verzeichnet diese Publikation in der Deutschen Nationalbibliografie; detaillierte bibliografische Daten sind im Internet über http://dnb.dnb.de abrufbar.

Göttingen · Bern · Wien · Paris · Oxford · Prag · Toronto · Boston
Amsterdam · Kopenhagen · Stockholm · Florenz
Merkelstraße3, 37085 Göttingen

http://www.hogrefe.de
Aktuelle Informationen · Weitere Titel zum Thema · Ergänzende Materialien

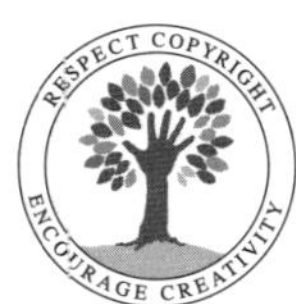

Umschlagabbildung: © lassedesignen - Fotolia.com
Satz: ARThür Grafik-Design & Kunst, Weimar
Gesamtherstellung: AZ Druck und Datentechnik, Kempten
Printed in Germany
Auf säurefreiem Papier gedruckt

ISBN 978-3-8017-2048-3

Inhalt

Einleitung

In einem Internet-Forum zu Prüfungsängsten schildert ein Betroffener seine Ängste:

> „Vor ungefähr drei Jahren hat es bei mir angefangen, dass ich tierische Angst vor Prüfungen, Vorstellungsgesprächen etc. entwickelt habe. Mein Problem war einfach, dass ich mir schon Wochen bevor der Termin war, ständig Gedanken darüber gemacht habe, was denn alles schief laufen könnte. Ich bin morgens aufgestanden mit einem mulmigen Gefühl; jedes Mal, wenn mir der Gedanke in den Kopf geschossen ist, wurde mir ganz komisch – egal ob ich daheim oder mit Freunden unterwegs war. Und abends bin ich ins Bett mit einem blöden Gefühl und den Gedanken wieder bei den Terminen und nachts hab ich davon geträumt."

Ein zweiter Nutzer des Forums beschreibt:

> „Ich habe einfach ein für mich schweres, dummes Problem. Egal was es für eine Prüfung war oder ist, ich habe panische Angst, wenn nicht sogar Panik-Attacken. Manche Freunde von mir lachen darüber und meinen, dass ich nicht ganz dicht bin bzw. sagen mir, dass doch alles nicht so wild ist. […] Am Prüfungstag setzt es dann bei mir ganz aus: Ich kann dann nicht mal mehr 1 + 1 im Kopf rechnen. Ich weiß nichts mehr und bin total nervös und schusselig, schmeiße Sachen runter, stolpere und und und …!
>
> Trotzdem versuche ich ruhig zu bleiben und schaue mir die Sachen noch mal in aller Ruhe an. Ich gehe dann in die Prüfung und hoffe, dass ich mich beruhige. Kurz vor der Prüfung bzw. kurz bevor die Prüfung anfängt, wird mir total schlecht und schwindelig. Ich bekomme Atemnot und muss einfach raus. Ich bin nicht in die Prüfung gegangen und weit weg in den Wald gelaufen. Dort habe ich wieder Luft bekommen und mir ging es wieder etwas besser. Die Themen wusste ich einfach nicht mehr. Es war einfach alles weg. Stunden später zittere ich noch am ganzen Körper, werde aber langsam etwas ruhiger. Am nächsten Tag hat sich wieder alles beruhigt und ich kann alles wieder. Zudem habe ich dann immer noch Durchfall. Ich verstehe das nicht, ein Freund von mir lernt nix und ist voll faul und dem ist es Wurst. Ich gebe mir Mühe, habe Einsen und Zweien, bekomme es aber irgendwie nicht auf die Reihe."

In beiden Beschreibungen wird deutlich, welch massiven Einfluss Prüfungsängste auf das alltägliche Leben von Menschen in Prüfungssituationen haben können! Kennen Sie so etwas auch?

Die meisten Menschen haben schon einmal Angst vor einer Prüfung gehabt, genauso wie fast alle Menschen in ihrem Leben schon einmal Prüfungssituationen erlebt haben.

Mögliche Prüfungssituationen:

Prüfungen sind meist formal festgelegte Situationen, um einen bisherigen Lern- oder Ausbildungsabschnitt zu beenden, z. B.:

- eine Zwischenprüfung, um den Zugang zu einem weiteren Teil der Ausbildung zu erreichen,
- ein Vorspiel mit einem Instrument, um den Zugang zu einem musisch orientierten Gymnasium zu bekommen,
- das Abitur zum Erreichen der allgemeinen Hochschulreife,
- Modulabschlussprüfungen und Diplomprüfungen im Studium, um akademische Grade zu erhalten,
- theoretische und praktische Prüfungen in einem Lehrberuf,
- Rigorosum oder Verteidigung der Arbeit als letzten Schritt einer Doktorprüfung,
- eine staatliche Prüfung für den Zugang zum Lehrerberuf, oder
- Bewerbungsgespräche oder die Teilnahme an einem „Assessment Center" (Auswahlseminar im Rahmen einer Bewerbung um einen Arbeitsplatz), um eine begehrte Arbeitsstelle zu erhalten.

Prüfungen werden mündlich oder schriftlich abgehalten oder enthalten praktische bzw. anwendungsorientierte Aufgaben. Manchmal ist der Prüfungsgegenstand auch eine künstlerische Leistung, beispielsweise das Vortanzen für eine Ballettschule oder das musikalische Vorspiel für die Aufnahme in ein Konservatorium. Prüfungen sind meist Einzelleistungen, die manchmal jedoch auch in einer Gruppensituation erbracht werden. Prüfungen sind in der Regel auf wenige Stunden Dauer begrenzt, können in Einzelfällen jedoch auch einen oder mehrere Tage andauern, wie z. B. bei dem oben schon erwähnten „Assessment Center".

Für nahezu alle Menschen stellen Prüfungen eine besondere Situation dar, die einerseits mit Hoffnungen und Vorfreude (z. B. auf einen neuen Ausbildungsabschnitt), aber auch mit Anspannung, Anstrengung und Ängsten verbunden ist. Kaum jemand freut sich auf eine Prüfung, und viele Menschen sind nach Prüfungssituationen wegen der körperlichen Anspannung und der geistigen Anstrengung müde und erschöpft. Manchmal werden ansonsten übliche soziale und Freizeitaktivitäten, wie z. B. Unternehmungen mit Freunden oder Hobbies, während der Prüfungsphase eingeschränkt, und viele

Menschen sind während der Prüfungsvorbereitung leichter reizbar oder nervöser und angespannter als sonst. In der Regel sind die Einschränkungen und Belastungen jedoch in einem Ausmaß vorhanden, dass die Person die Prüfungssituation mit ihren zur Verfügung stehenden Möglichkeiten bewältigen kann, z. B. durch bewusst geplante Aktivitäten zur Erholung, durch Unterstützung von Familienmitgliedern und Freunden oder durch das Bewusstsein, dass es sich um einen kurzen und vorübergehenden Zustand hoher Belastung handelt.

Manchmal nehmen Prüfungsängste jedoch ein Ausmaß an, mit dem die Person ohne fremde Hilfe nicht mehr umgehen kann. In diesem Fall kann es ein erster Schritt zur Bewältigung des Problems sein, mehr Informationen über die Natur von Prüfungsängsten zu bekommen, um diese besser zu verstehen und unter anderem dadurch neue Ideen für einen hilfreichen Umgang mit dem Problem zu bekommen.

Dieser Ratgeber kann und soll Sie dabei unterstützen.

Berlin, Juli 2012 *Lydia Fehm* und *Thomas Fydrich*

Wie nutze ich dieses Buch?

Als betroffene Person

Als betroffene Person können Sie sich im ersten Teil des Buches über den aktuellen Wissensstand zur Prüfungsangst informieren. Arbeitsblätter laden Sie dabei immer wieder ein, das allgemein formulierte Wissen auf Ihre persönliche Situation zu übertragen.

Prüfungsängste können sich ganz unterschiedlich äußern. Daher gibt es kein Schritt für Schritt-Programm, das für alle betroffenen Menschen gleich gut funktioniert. Wir schlagen daher im zweiten Teil des Buchs ab Seite 37 verschiedene Bausteine zur Bewältigung von Prüfungsängsten vor. Auch hierzu haben wir Arbeitsblätter vorbereitet, die dabei helfen, das Gelesene auch für sich umzusetzen. Das Buch richtet sich an Einzelpersonen und enthält daher keine speziellen Anleitungen oder Angebote für Gruppen. Sie können die Übungen jedoch durchaus innerhalb einer Gruppe von Betroffenen besprechen und sich so untereinander unterstützen.

Als betroffene Person in einer psychotherapeutischen Behandlung

Wenn Sie sich bereits wegen der Ängste in einer Beratung oder psychotherapeutischen Behandlung befinden, in der Ihre Prüfungsängste angesprochen werden, kann dieses Buch dazu dienen, das dort Gelernte zu vertiefen und zu unterstützen. Da es, wie oben geschildert, viele Wege zur Bewältigung von Prüfungsängsten gibt, ist es sinnvoll, mit Ihrem Berater oder Behandler über dieses Buch zu sprechen, damit es zu einem günstigen Zeitpunkt und in einer passenden Form Ihre Beratung oder Behandlung unterstützt.

Als Angehöriger einer von Prüfungsängsten betroffenen Person

Wenn Sie dieses Buch als Familienmitglied oder Freund einer betroffenen Person lesen, können Sie vor allem dadurch profitieren, dass Sie mehr über Prüfungsängste lernen. Die Bewältigung des Problems wird allerdings weiterhin die Sache der Betroffenen sein müssen.

In Kapitel 3.6 (vgl. Seite 35 ff.) geben wir Hinweise, wie Sie gegebenenfalls die betroffene Person in ihrem Umgang mit Prüfungsängsten unterstützen können.

1 Prüfungsangst – Was ist das eigentlich?

1.1 Wie äußert sich Prüfungsangst?

In den Fallbeschreibungen der Betroffenen am Anfang dieses Kapitels sind bereits viele Merkmale von Prüfungsangst enthalten:

- Prüfungsängste sind für die Betroffenen belastend und können viele oder gar alle Lebensbereiche beeinflussen.
- Prüfungsängste treten nicht erst in der Prüfung selbst auf, sondern beginnen oft schon Wochen oder gar Monate vor dem Prüfungstermin.
- Prüfungsängste äußern sich sowohl als Angstgefühle, aber auch in Form bestimmter Gedanken und Verhaltensweisen und meist auch in Form von deutlich unangenehmen körperlichen Empfindungen und Reaktionen (z. B. Übelkeit, Appetitlosigkeit, innere Unruhe).

1.1.1 Das Vier-Ebenen-Modell

Ein hilfreiches Modell zur Beschreibung von Problemen des Erlebens und Verhaltens umfasst vier Ebenen:

1. die Gefühlsebene, d. h. alle Gefühle, die in einer Situation auftreten, die auch durchaus gemischt sein können;
2. die gedankliche Ebene, d. h. alles, was uns an Gedanken über die Situation und deren mögliche Konsequenzen durch den Kopf geht;
3. die Verhaltensebene, d. h. alles, was wir tun oder auch nicht tun, z. B. wenn wir die Prüfungssituation verlassen; und
4. die körperliche Ebene, d. h. alle spürbaren Veränderungen des Körpers, wie z. B. zittrige Hände, aber auch Veränderungen, die wir nicht direkt wahrnehmen können, wie z. B. die Ausschüttung von Stresshormonen.

Symptome der Prüfungsangst treten auf verschiedenen Ebenen des Erlebens und Verhaltens auf. Das Erscheinungsbild der Angst kann dabei sehr unterschiedlich sein: So berichtet Frau M., dass „Katastrophengedanken“ und Grübeleien am schlimmsten an ihrer Prüfungsangst seien. Herr V. hingegen wird am meisten durch seine körperlichen Reaktionen belastet: An den Tagen vor Prüfungen kann er kaum noch essen und schlafen.

Zusätzlich unterscheiden sich Prüfungsängste in der Zeit der Prüfungsvorbereitung oft von den Ängsten in der Prüfungssituation selbst: Frau A. beispielsweise berichtet, dass sie kurz vor der Prüfung relativ ruhig wird. Dagegen ist sie in den Wochen zuvor sehr unruhig, vor allem an den Tagen, an denen sie sich viel auf die Prüfung vorbereitet, macht sich viele Sorgen über die Prüfung und kann sich kaum noch auf andere Dinge konzentrieren. Frau T. hingegen fängt oft Monate vor der Prüfung an, sich intensiv vorzubereiten und lernt täglich stundenlang. Die Ängste treten in dieser Phase bei ihr eher selten auf. Aber circa eine Woche vor dem Prüfungstermin hat Frau T. das Gefühl, sie sei nur noch ein Nervenbündel und könne die Prüfung niemals bestehen.

Symptome der Prüfungsangst:

Insgesamt ähneln die Beschwerden während der Vorbereitungszeit oft allgemeinen Stresssymptomen. Zu diesen gehören in erster Linie

- Konzentrationsschwierigkeiten,
- Probleme mit der Lernorganisation für die Prüfung,
- Probleme mit der Organisation sonstiger beruflicher oder privater Aufgaben,
- Gereiztheit,
- Niedergeschlagenheit und Antriebslosigkeit,
- erhöhte Schreckhaftigkeit,
- Schlafstörungen und
- weitere körperliche Probleme, wie z. B. Magen- und Verdauungsprobleme.

Direkt vor oder in der Prüfungssituation sind eher folgende Merkmale zu beobachten:

- Starke Angst- oder Panikgefühle,
- Herzklopfen, Zittern, Hitze- oder Kältegefühle, schwitzende oder ganz kalte Hände
- Panik- oder Katastrophendenken oder Leeregefühle im Kopf

Genauso unterschiedlich wie Menschen an sich, sind auch Prüfungsängste von Mensch zu Mensch verschieden. Im folgenden Abschnitt wollen wir auf häufig auftretende Merkmale genauer eingehen.

1.1.2 Die vier Erlebens- und Verhaltensebenen der Prüfungsangst

Zur Beschreibung der Erscheinungsformen von Prüfungsängsten wollen wir das oben schon dargestellte „Vier-Ebenen-Modell“ nutzen, um auf die Bereiche Gefühle, Gedanken, Verhalten und Körperreaktionen bei Prüfungsängsten genauer einzugehen und diese zu beschreiben:

- *Ebene der Emotionen: Wie fühlt sich Prüfungsangst an?*
  In der Prüfungssituation selbst ist das zentrale Gefühl meist eine sehr starke Angst, die auch panikartige Zustände annehmen kann. Auch Versagens- und Minderwertigkeitsgefühle treten häufig im Zusammenhang mit Prüfungsängsten auf. In der Vorbereitungsphase können dazu noch Verzweiflung, Niedergeschlagenheit und Hoffnungslosigkeit kommen.
- *Ebene der Gedanken: Was und woran denken Personen mit Prüfungsängsten?*
  Auf der gedanklichen Ebene können eine ganze Reihe verschiedener Gedanken und Überzeugungen bei Prüfungsängsten auftreten. In Situationen, in denen die Angstgefühle überwiegen, beschreiben die Betroffenen häufig ein Gedankenrasen, bei dem ein Katastrophengedanke den nächsten jagt. Andere berichten über gedankliche Leere. Die Gedanken richten sich typischerweise auf negative Aspekte der Situation, z. B. darauf, dass der Prüfer schwere Fragen stellen könnte oder dass die körperlichen Symptome sehr stark und sehr unangenehm werden könnten. Aber auch mögliche kurzfristige oder langfristige negative Folgen werden vorweggenommen, wie z. B. dass man mit Schimpf und Schande aus der Ausbildung geschmissen werden könnte, dass die Eltern von einem enttäuscht sein könnten oder dass man das selbst gesetzte Berufs- oder Ausbildungsziel nie wird erreichen können. Diese Gedanken nehmen häufig einen immer größer werdenden Raum ein, so dass die Konzentration auf die eigentlichen Lerninhalte beeinträchtigt wird.
- *Ebene des Verhaltens: Was tun Personen mit Prüfungsängsten?*
  Die Verhaltensreaktionen bei Prüfungsängsten können auf verschiedenen Ebenen betrachtet werden: Die grundlegendste Reaktion ist sicher das komplette Vermeiden von Prüfungen bzw. das Absagen eines bereits vereinbarten Prüfungstermins. Viele Menschen mit Prüfungsängsten verspüren den Wunsch die Prüfung zu vermeiden, damit die Prüfungsängste endlich nachlassen oder ganz verschwinden. Da dem Wunsch danach, dass die Angst verschwinden soll, jedoch in der Regel andere Wünsche

entgegen stehen, wie z. B. der Wunsch die Ausbildung oder das Studium zu beenden oder eine Qualifikation zu erreichen, wird sinnvollerweise dem Vermeidungsdrang meist nicht nachgegeben. Die Vermeidungstendenzen zeigen sich dann häufig in kleinerem Rahmen während der Vorbereitungszeit: Die sogenannten „Aufschieber" zögern das Lernen hinaus oder lassen sich leicht von angenehmeren anderen Tätigkeiten und durchaus auch sinnvollen Aktivitäten ablenken. Sie beginnen mit der Prüfungsvorbereitung viel zu spät und haben dann nicht genügend Zeit, sich den Stoff anzueignen. Eine Variante des Aufschiebens ist bei Personen zu beobachten, die sehr viel Zeit damit verbringen, sich ausführlich Pläne für die Zeiteinteilung zu machen und diese immer wieder neu zu überarbeiten. Nicht selten wird auch viel Zeit damit verbracht, sich Unterlagen für Prüfungen zu besorgen, Kopien zu machen, Bücher zu suchen und auszuleihen, um die Lernmaterialien zur Hand zu haben, ohne dass sie dann genutzt werden.

Neben dem Vermeiden des Lernens oder Übens und einer angemessenen Vorbereitung gibt es jedoch auch gänzlich gegenteilige Maßnahmen. Manche Menschen versuchen ihre Ängste dadurch zu lindern, dass sie sich keinen Ausgleich mehr gönnen und sich wochen-, ja vielleicht sogar monatelang nur noch mit dem Prüfungsstoff auseinander setzen. Sie wollen auf jeden Fall auf alle Inhalte und Eventualitäten der Prüfung vorbereitet sein und beschäftigen sich mit jedem Detail des Prüfungsstoffs.

– *Körperliche Ebene: Welche körperlichen Reaktionen gibt es bei Menschen mit Prüfungsängsten?*

  Auf der körperlichen Ebene können eine ganze Reihe von Empfindungen und Symptomen auftreten, die typisch für Ängste sind: Während der Vorbereitungsphase kann es durch die dauerhaft erhöhte Anspannung zu allgemeinen Stresssymptomen kommen. Hierzu gehören beispielsweise Schlafstörungen oder erhöhte Schreckhaftigkeit. Weitere häufige Körperreaktionen sind Herzklopfen, Schwitzen, zittrige Knie und Hände, Magen-/Darmprobleme und erhöhter Harndrang.

Zusammenfassend können wir festhalten, dass sich Prüfungsängste meist auf vier verschiedenen Ebenen des Erlebens und Verhaltens äußern. Diese Ebenen sind jedoch in der Regel individuell ausgeprägt.

Wenn Sie selbst unter Prüfungsängsten leiden, möchten wir Sie an dieser Stelle einladen, für sich herauszufinden, wie sich Prüfungsängste bei Ihnen äußern. Beantworten Sie dazu die folgenden Fragen oder nutzen

Sie alternativ das Arbeitsblatt 1, das Sie im Anhang dieses Ratgebers finden (vgl. Seite 85):
- Wie lange vor einem Prüfungstermin beginnen bei mir die Ängste?
- Wann sind die Ängste am schlimmsten? Während der Vorbereitung oder während der Prüfung?
- Machen mir schriftliche oder mündliche Prüfungen mehr Angst?
- Welche Gefühle herrschen während der Prüfungsängste vor? Wie unterschiedlich sind diese in der Vorbereitungszeit verglichen mit der Prüfungssituation selbst?
- Welche Gedanken treten auf, wenn ich Angst habe?
- Welche körperlichen Anzeichen nehme ich wahr, gegebenenfalls auch zu unterschiedlichen Phasen der Vorbereitung bzw. während der Prüfung?
- Welche Verhaltensweisen zeige ich während der Vorbereitung?
- Habe ich wegen der Ängste schon Prüfungen abgesagt?

1.2 Sind Prüfungsängste normal?

Hat nun jeder Mensch, der während oder vor einer Prüfungssituation schon einmal Herzklopfen, Angst vor dem Versagen, Schlafprobleme oder innere Unruhe empfand, klinisch bedeutsame Prüfungsängste? Hier ist klar einzuwenden, dass leichtes Herzklopfen während oder vor einer Prüfungssituation etwas Normales ist. Vermutlich ist es sogar wichtig, vor Prüfungen und auch in Prüfungssituationen selbst in einem gewissen Ausmaß ängstlich oder angespannt zu sein. Dies hilft uns zum einen, die für die Vorbereitung nötige Motivation zum Lernen aufzubauen. Zum anderen ist eine gewisse Anspannung notwendig, um wach und konzentriert zu sein. Psychologische Studien haben gezeigt, dass in Prüfungssituationen ein mittleres Maß an Anspannung für ein gutes Ergebnis am günstigsten ist: Es hilft uns, uns auf die Prüfungssituation zu konzentrieren und unter diesen Bedingungen unsere Leistung effektiv abzurufen.

Ist es also normal, Prüfungsangst zu haben? Unsere Antwort ist hier ja und nein: Es ist normal, ein geringes oder mittleres Ausmaß an Angst und Anspannung vor und in Prüfungssituationen zu haben. Es ist jedoch nicht normal, Prüfungen immer wieder aufzuschieben, deswegen im Ausbildungs- oder beruflichen Bereich Probleme zu bekommen, oder über Monate hinweg von Ängsten vor der nächsten Prüfung gequält zu werden. Es ist auch problematisch, sich in solchen Zeiten aus Angst vor der Prüfung von Freunden und der Familie zurückzuziehen und kaum noch am sonstigen Leben teilzunehmen. Es sind also nicht die Symptome oder Kennzeichen der Ängste an sich, die den Unterschied zwischen „normal" und unangemessen ausmachen, sondern die Häufigkeit und die Ausprägung der Ängste und ihrer Begleiterscheinungen sowie die dadurch bedingten Einschränkungen in möglicherweise mehreren Lebensbereichen.

Merke:

Nicht jede Person, die im Zusammenhang mit Prüfungen ängstlich und aufgeregt ist, ist als prüfungsängstlich zu bezeichnen. Erst wenn die Ängste sehr stark und andauernd sind, sehr häufig oder (fast) immer in und vor Prüfungssituationen auftreten und negative Folgen für die Person haben, sprechen wir von sogenannten „klinisch bedeutsamen" Prüfungsängsten. Dies bedeutet, dass in diesen Fällen davon auszugehen ist, dass die Prüfungsängste eine eindeutige Einschränkung in der Lebensqualität der Betroffenen geworden sind und dass es sinnvoll ist, etwas gegen das Problem zu unternehmen.

1.3 Was genau ist Prüfungsangst?

Merke: Definition Prüfungsangst

Prüfungsangst ist eine anhaltende und deutlich spürbare Angst in Prüfungssituationen und/oder der Zeit der Prüfungsvorbereitung, die den Bedingungen der Prüfungsvorbereitung und der Prüfung selbst nicht angemessen ist. Die Angst äußert sich auf einer oder mehreren Ebenen: Diese betreffen das Verhalten, Gefühle, Gedanken und körperliche Reaktionen. Wir sprechen von klinisch relevanten Prüfungsängsten, wenn die Ängste das alltägliche Leben und/oder den Studien- bzw. Ausbildungsverlauf deutlich beeinträchtigen, z. B. durch anhaltende starke Erwartungsängste vor der nächsten Prüfung oder durch eine Verlängerung der Studien- oder Ausbildungsdauer wegen abgesagter oder verschobener Prüfungen.

Prüfungsängste sind keine psychische Störung im engeren Sinne, wie z. B. Depressionen. Wenn die Ängste jedoch ein besonders starkes Ausmaß erreicht haben oder überschreiten, können sie diagnostisch unterschiedlichen Angsterkrankungen zugeordnet werden, meist entweder den Spezifischen Phobien (Angst vor umgrenzten Situationen) oder den Sozialen Phobien (Angst im Umgang mit anderen Menschen). Dann müssen jeweils die klinisch-diagnostischen Kriterien dieser Störungen überprüft werden. Dazu geben die im Kapitel 1.4 formulierten Fragen eine erste Orientierungshilfe.

1.4 Leiden auch Sie unter Prüfungsängsten?

Wie oben bereits erläutert, sind Angst, Anspannung und Nervosität im Zusammenhang mit Prüfungen normale Gefühle und Zustände.

Die folgenden Fragen können Ihnen dabei helfen, einzuschätzen, ob diese Gefühle bei Ihnen deutlich stärker sind und häufiger auftreten als bei anderen Menschen. Diese Selbsteinschätzung soll bei der Entscheidung helfen, ob Sie professionelle Unterstützung zur Bewältigung Ihrer Ängste suchen sollten, z. B. in Form einer Beratung oder Psychotherapie. Die Fragen finden Sie auch in Form eines Fragebogens in Arbeitsblatt 2 (vgl. Anhang, Seite 87), so dass Sie die Fragen dort gleich direkt beantworten können:

- Meine Prüfungsängste beginnen oft schon Wochen und Monate vor dem eigentlichen Prüfungstermin.
- Angehörige, Freunde, Mitschüler oder Mitstudierende haben mich schon wegen meiner ausgeprägten Ängste angesprochen.
- Ich habe schon mehr als einmal einen Prüfungstermin wegen Ängsten abgesagt oder verschoben.
- Meine Prüfungsängste sind manchmal so stark, dass sie sich wie Panik anfühlen.
- In der Prüfung werden die Ängste so stark, dass ich mich kaum konzentrieren und immer deutlich weniger sagen oder schreiben kann, als ich noch kurz vorher wusste.
- Meine Prüfungsängste werden von ausgeprägten körperlichen Zuständen begleitet, wie z. B. Schlafstörungen oder Magen-Darm-Problemen.

Wenn mehr als eine Aussage auf Sie zutrifft und Ihre Prüfungsängste Sie zudem in ihrem alltäglichen Leben deutlich einschränken, sollten Sie etwas gegen Ihre Ängste unternehmen. Im weiteren Verlauf dieses Buches werden wir verschiedene Möglichkeiten aufzeigen, was man gegen zu starke Prüfungsängste tun kann.

Da Prüfungsängste auch im Rahmen anderer psychischer Probleme auftreten können, sollte an dieser Stelle auch geprüft werden, ob Sie möglicherweise unter weiteren psychischen Beeinträchtigungen leiden. Wir haben im Folgenden drei Bereiche beschrieben, die häufig gemeinsam mit Prüfungsängsten auftreten können.

Bereich 1:
- Ich habe starke Angst davor, dass andere Menschen etwas Schlechtes über mich denken könnten. Daher bin ich im Zusammensein mit anderen eher zurückhaltend, sage selten etwas und möchte nicht auffallen.
- Ich war schon immer ein sehr schüchterner Mensch, der am liebsten für sich allein war.
- Die Vorstellung, dass andere mich in irgendeiner Weise negativ bewerten könnten, finde ich bedrohlich und angstauslösend.

Wenn Sie mehr als einmal mit „ja“ geantwortet haben, leiden Sie eventuell an einer Sozialen Phobie.

Bereich 2:
- Meine Stimmung ist häufig und lang anhaltend gedrückt, ich bin oft traurig und niedergeschlagen.
- Ich kann mich zu Aktivitäten und Aufgaben nur schwer aufraffen, sogar zu Dingen, die mir eigentlich Spaß machen.
- Im Vergleich zu anderen sehe ich immer eher die Nachteile oder schlimmen Folgen einer Situation.

Wenn Sie mehr als einmal mit „ja“ geantwortet haben, leiden Sie eventuell an einer Depression.

Bereich 3:
- Ich grüble viel und langanhaltend über alle möglichen Alltagsthemen und kann damit schwer aufhören.
- Meine Gedanken und Sorgen drehen sich oft im Kreis.
- Ich bin häufig sehr angespannt und schreckhaft.

Wenn Sie mehr als einmal mit „ja“ geantwortet haben, leiden Sie eventuell an einer Generalisierten Angststörung (lang andauernde Ängstlichkeit und sorgenhaftes Grübeln).

Zur Beantwortung der Fragen können Sie alternativ auch das Arbeitsblatt 3 nutzen und dort Ihre Einschätzung direkt vornehmen (vgl. Anhang, Seite 88).

Um festzustellen, ob eine dieser psychischen Erkrankungen bei Ihnen vorliegt, reicht dieser Fragebogen jedoch bei Weitem nicht aus. Hierzu ist eine genauere Diagnostik durch eine erfahrene Person (meist Psychotherapeut oder Psychiater) notwendig, wobei noch eine Reihe weiterer Merkmale genau geprüft werden muss. Um zu entscheiden, ob wirklich eine psychische Erkrankung vorliegt, ist es wichtig, sich auch das Ausmaß der Problematik genau anzusehen. So ist es beispielsweise durchaus normal, an einigen Tagen im Monat schlechter Laune zu sein oder sich bedrückter zu fühlen als sonst. Wenn aber die niedergedrückte Stimmung länger anhält, könnte es sein, dass Sie unter einer Depression leiden.

Psychologische oder Ärztliche Psychotherapeuten oder Psychiater verfügen über das nötige Wissen und die diagnostische Erfahrung, so dass sie Sie zur Frage, ob bei Ihnen eine psychische Störung vorliegt und gegebenenfalls welche, gut beraten können.

Der Unterschied zwischen diesen Berufsgruppen ist, dass Psychologische Psychotherapeuten Psychologie studiert haben, während die anderen beiden Berufsgruppen einen medizinischen Ausbildungshintergrund haben. Alle sind jedoch gleichermaßen gut darin ausgebildet, psychische Erkrankungen zu erkennen.

Mit diesen Personen können Sie auch über mögliche Behandlungsoptionen sprechen. Scheuen Sie sich nicht, alle Fragen zu stellen, die Sie in diesem Zusammenhang haben! Des Weiteren sind Sie nicht verpflichtet, einen Behandlungsratschlag anzunehmen, wenn Sie von dem vorgeschlagenen Therapieangebot oder einem Medikament nicht überzeugt sind.

Wenn Sie nicht wissen, wie Sie in Ihrem Umfeld eine geeignete Person finden können, können Sie sich durch Ihren Hausarzt oder Ihre Krankenkasse informieren lassen.

1.6 Wer ist von Prüfungsängsten betroffen?

Angst- und Anspannungsgefühle in und vor Prüfungen sind wohl nahezu allen Menschen bekannt. Erstaunlicher Weise gibt es jedoch relativ wenig gesicherte Erkenntnisse darüber, wie viele Menschen unter Prüfungsängsten in einem stärkeren Ausmaß leiden. Dies liegt unter anderem daran, dass Prüfungsangst nicht als eigenständige Erkrankung definiert ist, so dass unterschiedliche Studien zur Häufigkeit von Prüfungsängsten diese auch unterschiedlich definieren und die Kriterien für klinisch bedeutsame Prüfungsängste nicht klar festgelegt sind. Dies erschwert die Vergleichbarkeit von verschiedenen Befragungen.

Für die Gruppe der Studierenden können die regelmäßigen Erhebungen der Studienbedingungen des Bundesministeriums für Bildung und Forschung herangezogen werden. Dabei werden jeweils viele Tausend Studierende zu einer ganzen Reihe von Studienbedingungen befragt – unter anderem auch zum Ausmaß, in dem sie für bestimmte Problembereiche Beratungsbedarf bei sich empfinden.

Diese Befragungen zeigen, dass ca. 13 bis 16 % der Studierenden einen Beratungsbedarf für Prüfungsängste empfinden. Diese Angaben sind in den letzten Jahren in etwa gleich geblieben. In anderen Studien berichten Berater, dass die Nachfrage nach Beratungen zu Prüfungsängsten in der letzten Zeit angestiegen sei. Dies kann zum einen bedeuten, dass es tatsächlich mehr Studierende mit Prüfungsängsten gibt als früher oder aber dass heute mehr Menschen als früher Beratungs- und Hilfsangebote in Anspruch nehmen, z. B. weil sie sich weniger für ihr Problem schämen.

Behandlungsbedürftige Prüfungsängste

In einer eigenen Studie an fast 500 Berliner Studierenden legten wir eine deutlich engere Definition von Prüfungsangst an als der Studierendenbericht. In unserer Studie wurden nur solche Personen als prüfungsängstlich bezeichnet, die eine Reihe verschiedener Angstsymptome im Zusammenhang mit Prüfungen und Prüfungsvorbereitungen berichteten und darüber hinaus durch die Ängste deutlich in ihrer Lebensführung und/oder in ihrem Studienverlauf beeinträchtigt waren. Nach diesen Kriterien waren etwa 5 % der Befragten als deutlich prüfungsängstlich einzustufen. Bezogen auf die Gesamtzahl der Berliner Studierenden (Stand WS 10/11: 123.078; Amt für Statistik Berlin-Brandenburg) wären dies in Berlin mehr als 6.000 Studierende, bei denen deutlich einschränkende und belastende Ausprägungen von Prüfungsängsten vorliegen!

Weibliche Studierende sind dabei deutlich stärker betroffen – dies entspricht dem Bild, was auch für andere Ängste gefunden wird: Frauen berichten häufiger über Ängste als Männer. Bis heute ungeklärt ist dabei, ob dieser Geschlechterunterschied tatsächlich einen Häufigkeitsunterschied darstellt, d. h. dass Frauen tatsächlich mehr und häufiger unter Ängsten leiden, oder ob es eher ein Berichtsunterschied ist, d. h. dass Frauen Ängste leichter zugeben als Männer.

1.7 Wie wirken Prüfungsängste auf andere?

Zwar kennen fast alle Menschen Ängste in Prüfungssituationen, dennoch berichten Menschen mit starken Prüfungsängsten immer wieder, dass sie sich von anderen Personen nicht gut verstanden fühlen. Dies mag daran liegen, dass zwar alle Menschen zumindest einige der Merkmale von Prüfungsangst kennen, dass die meisten diese Ängste aber für sich irgendwie bewältigen können und überstanden haben. Im Umkehrschluss ist es daher oft nicht leicht nachzuvollziehen, warum anderen diese Bewältigung so schwerfällt. So werden häufig gut gemeinte Tipps gegeben („Stell dir doch den Prüfer einfach in Unterhosen vor – das hilft mir auch immer!"), die jedoch der Komplexität von schweren Prüfungsängsten keinesfalls gerecht werden.

Auch für die Prüfer, die sehr prüfungsängstlichen Personen gegenüber stehen, ist der Umgang mit den Ängsten häufig schwierig: Viele äußern Verständnis, manche gar Mitleid mit den betroffenen Personen – sind jedoch auf der anderen Seite an die Prüfungsroutine gebunden und angehalten, eine faire Leistungsbeurteilung abzugeben. Dabei ist es für einen Prüfer nahezu unmöglich einzuschätzen, welche Anteile von fehlenden oder unvollständigen Antworten auf die Ängste zurückzuführen sind und welche auf fehlendes Wissen.

2 Wie entstehen Prüfungsängste und warum gehen sie nicht von allein wieder weg?

2.1 Angst ist ein überlebenswichtiges Gefühlssystem

In Kapitel 1.1 (vgl. Seite 14ff.) hatten wir geschildert, dass sich Prüfungsängste auf den Ebenen der Gefühle, der Gedanken, des Körpers und des Verhaltens äußern können. Um die Entstehung dieser Merkmale von Prüfungsangst besser verstehen zu können, ist es hilfreich, grundlegende Dinge über Angst zu kennen.

Wir wissen, dass auch unsere vor Jahrtausenden lebenden Vorfahren bereits Angstgefühle kannten. Die Ergebnisse von Untersuchungen des Gehirns legen nahe, dass sich die grundlegende Funktionsweise von Ängsten über diese Zeit hinweg nur wenig verändert hat. Prinzipiell hat Angst die Funktion, uns vor drohenden Gefahren zu warnen und hilfreiche Reaktionen zur Bewältigung oder dem Umgang mit der Gefahr in die Wege zu leiten. In den früheren Gefahrsituationen, wie z.B. bei Bedrohungen durch angriffslustige Tiere oder feindlich gesinnte Menschen, waren vor allem das Kämpfen oder das Weglaufen sinnvolle und hilfreiche Reaktionen. Reste dieser ursprünglichen Verhaltensreaktionen spüren wir auch heute noch: Viele Menschen spüren in Angstsituationen den starken Drang, die Situation sofort zu verlassen.

Eigenschaften des Angstsystems:

Um uns vor Gefahren gut zu schützen, hat das Angstsystem über die menschliche Entwicklungsgeschichte hinweg eine Reihe hilfreicher Eigenschaften entwickelt:
- Es funktioniert sehr schnell.
- Die Denk- und Verhaltensweisen bei Ängsten laufen weitgehend automatisch ab – das ermöglicht zum einen ein schnelles Funktionieren des Systems, zum anderen erfordert es keine zusätzliche Anstrengung des Gehirns.
- Das Angstsystem ist darauf angelegt zu lernen, Gefahren möglichst frühzeitig zu erkennen, um uns so früh wie möglich vor Gefahren warnen zu können.

- Das Angstsystem hat Vorrang vor vielen anderen Systemen und Funktionen, da das System davon ausgehen muss, dass eine Gefahr für das Überleben bestehen könnte – und Überleben hat Vorrang.
- Das Angstsystem dient dazu, uns für Verhaltensreaktionen zu aktivieren, nämlich entweder zu kämpfen oder zu flüchten.

Da sich unser Angstsystem seither nur wenig verändert hat, sind viele Merkmale dieses hochentwickelten Alarmsystems für uns auch heute noch spürbar:

- In Angstsituationen, in denen wir tatsächlich körperliche Reaktionen zeigen, wie z. B. etwas auszuweichen, haben wir hinterher häufig das Gefühl, das sei ganz automatisch passiert – was ja auch zutrifft.
- In Angstsituationen können wir uns auf andere Aufgaben oft nur schwer konzentrieren.
- Die Angst steigt oft sehr schnell an und übernimmt sozusagen die Oberhand über mögliche andere Themen, über die wir nachdenken könnten, die aber von der Bewältigung der Gefahr ablenken könnten.
- Der Körper bereitet sich auf Kampf oder Flucht vor, d. h. Herzschlag und Puls werden schneller, der Blutdruck steigt, Stresshormone werden ausgeschüttet, wir fangen an zu schwitzen.
- Wir haben den Drang, die Situation schnellstmöglich zu verlassen.

Diese an sich für unser Überleben sehr hilfreichen Mechanismen sind jedoch in Prüfungssituationen nicht angemessen. Flüchten oder Kämpfen führen nicht zum Prüfungserfolg oder zum gewünschten Schul-, Studien- oder Berufsabschluss. Das Ziel bei Prüfungsängsten ist es daher zu lernen, dass Prüfungssituationen nicht im oben genannten Sinne gefährlich sind. Daher ist es sinnvoll, sich dabei zu unterstützen, dass das klassische Angstsystem bei Prüfungen nicht „anspringt".

2.2 Wie entwickeln sich Prüfungsängste?

Für die Entstehung von Prüfungsängsten gibt es keine einfache Erklärung. Ähnlich wie Ängste im Leben von Betroffenen verschiedene Gesichter und verschiedene Ausprägungsformen haben, sind auch die Entstehungsbedingungen und die Entstehungsgeschichten von Person zu Person verschieden.

Es gibt kein einzelnes, für alle Betroffenen gleiches Erlebnis oder eine einzelne Entwicklungsbedingung, die die Gesamtheit der Prüfungsängste erklären könnte. So kann beispielsweise eine verpatzte Prüfung oder ein missgelaunter, aggressiver Prüfer bei einer Person massive Ängste auslösen, bei einer anderen jedoch eher zu Wut auf die Studienbedingungen führen.

Meist liegt eine Kombination mehrerer Faktoren vor, die die Entstehung von Prüfungsängsten bei einer bestimmten Person verständlich machen kann.

Faktoren, die eine Rolle bei der Entstehung von Prüfungsängsten spielen:

Die wissenschaftliche Literatur zeigt, dass folgende Faktoren mit der Entstehung von Prüfungsängsten in Verbindung gebracht werden können:

- Eine allgemein bestehende Neigung mit Angst zu reagieren.
- Vorliegende Ängste bei einem oder beiden Elternteilen – hierbei können die Ängste sowohl als erhöhte Angstbereitschaft genetisch vererbt werden, sie können aber auch durch das sogenannte „Lernen am Modell“ von den Eltern auf das Kind übertragen worden sein.
- Negative Prüfungserfahrungen, vor allem das Erleben verminderter Kontrolle in Prüfungssituationen. Hierzu gehören beispielsweise auch die Erfahrung eines unberechenbaren Prüfers oder unklare Prüfungsanforderungen.
- Geringes Selbstwertgefühl, welches damit im Zusammenhang stehen kann, dass ein subjektiv (oder objektiv) schlechtes Abschneiden bei einer Prüfung von der betroffenen Person als ein Beweis für umfassende eigene Unzulänglichkeit und Unfähigkeit interpretiert wird („Ich habe eine schlechte Note – also bin ich dumm.“).
- Nicht zuletzt sind aber auch mangelndes Wissen über Lern- und Prüfungsstrategien, ein zu geringes Wissen über Prüfungsinhalte, eine intellektuelle Überforderung durch die Prüfungsinhalte oder ungünstige Lernstrategien wichtige Faktoren für die Entstehung von Prüfungsängsten.

2.3 Welche Faktoren spielen bei meiner Prüfungsangst eine Rolle?

Wenn Sie dieses Buch als betroffene Person lesen, wird die Beantwortung der folgenden Fragen hilfreich sein, um die bei Ihnen möglicherweise bedeutsamen Faktoren für Ihre Prüfungsangst genauer kennenzulernen. Alternativ können Sie diese Fragen auch im Arbeitsblatt 4 (vgl. Anhang, Seite 89) bearbeiten und dort gleich Ihre Antworten notieren:

- Wie ängstlich sind bzw. waren meine Eltern? Wie sind die Eltern mit Prüfungssituationen umgegangen?
- Wie sind meine Eltern und/oder andere Bezugspersonen mit mir als Prüfling umgegangen? Haben sie mir etwas zugetraut und das Gefühl vermittelt, dass ich die Herausforderung bewältigen werde?
- Gab es negative Erlebnisse mit Prüfungen, wie z. B. ein unfairer Prüfer oder eine unerwartet schwere Prüfung?
- Haben die Ängste plötzlich begonnen oder sind sie allmählich stärker geworden?
- Wie bedeutsam ist die anstehende Prüfung für mich? Wie wichtig ist die Abschlussnote? Welchen Stellenwert hat diese Prüfung im Rahmen meiner Ausbildung?
- Bin ich mit den Studieninhalten und/oder dem Lerntempo überfordert?
- Neige ich dazu, die Prüfungsergebnisse übertrieben negativ zu sehen?
- Gehe ich oft davon aus, dass alles sowieso nur schief gehen kann?
- Haben Prüfungen einen sehr hohen Stellenwert für mein Selbstbild?
- Glaube ich, dass Noten viel über mich als Person aussagen?
- Wie gehe ich mit der Prüfungsvorbereitung um? Weiß ich, was ich tun muss, um mich optimal auf eine Prüfung vorzubereiten (Lernstoff aufbereiten, Vorbereitung auf den Abruf des Wissens in der Prüfungssituation)?
- Setze ich mein Wissen über Lern- und Prüfungsstrategien auch um?

Das Herausfinden von Gründen für die Entstehung von Ängsten und das Kennenlernen der persönlichen Faktoren, die die Angst immer wieder auftreten lassen, ist wie das Legen eines Puzzles mit vielen Teilen. Manche Teile scheinen auf den ersten Blick nicht unbedingt zusammenzupassen. Um das Bild auf einem Puzzle erkennen zu können, ist es aber oft nicht unbedingt nötig, wirklich alle Teile fertig gelegt zu haben. Genauso ist es nicht wirklich wichtig, alle einzelnen Aspekte der Entstehung der Ängste zu kennen. Denn wir wissen, dass Ängste verändert werden können, auch wenn die exakte Kombination von Entstehungs- und Auslösefaktoren nicht genau bekannt ist!

2.4 Prüfungsängste im Lauf des Lebens

Prüfungsängste sind ein Problem, das viel häufiger von jungen als von älteren Menschen berichtet wird. Dies liegt sicher mit daran, dass Prüfungen während der Schul-, Ausbildungs- und Studienzeit besonders häufig sind. Wir wissen jedoch auch, dass es Menschen gibt, die wegen der Prüfungsängste bestimmte Ausbildungen abbrechen oder diese gar nicht erst beginnen, um Prüfungen zu vermeiden. Für die „Lösung" des Problems Prüfungsangst müssen sie also z. T. gravierende Einschränkungen hinnehmen.

Einige Menschen berichten, dass ihre Prüfungsängste mit der Zeit von alleine weniger geworden sind, unter anderem deswegen, weil sie sich mit der Zeit in diesen Situationen sicherer fühlten.

Bei anderen jedoch halten Prüfungsängste unvermindert an. So wissen wir beispielsweise von Musikern oder Schauspielern, die unter Bühnenängsten leiden, die über ein „Lampenfieber" hinausgehen, dass manche auch nach jahrelanger Praxis und nach einer Vielzahl von Konzerten und Auftritten noch unter starken Ängsten leiden. Dies gilt sicher in ähnlicher Weise auch für Personen in anderen Berufen.

Leider wissen wir heute noch nicht, warum einige Menschen sich offensichtlich von allein an Prüfungen „gewöhnen", so dass Ängste weniger werden, und warum dies bei anderen nicht so mühelos verläuft.

3 Was kann gegen Prüfungsängste getan werden?

3.1 Was kann ich selbst dagegen tun?

Zunächst erscheinen Prüfungsängste so, als könne man sie nicht bewältigen. Schließlich haben Betroffene schon alles Mögliche probiert und die Ängste treten immer wieder auf. Es gibt jedoch eine ganze Reihe von Maßnahmen, bei denen sich erwiesen hat, dass sie erfolgreich bei Prüfungsängsten sind.

Für die Bewältigung Ihrer Prüfungsängste sind prinzipiell drei Wege möglich:

1. *Selbsthilfe:* Sie können mit Hilfe der Tipps und Vorschläge, die Sie in einem Buch wie diesem finden, und/oder mit der Unterstützung von anderen Personen oder anderen Betroffenen etwas gegen Ihre Ängste unternehmen.
2. *Beratung:* An vielen Bildungseinrichtungen, vor allem an den Universitäten und Hochschulen, werden im Rahmen der Studienberatung Angebote zum Umgang und zur Bewältigung von Prüfungsängsten angeboten. Meist sind dies Beratungsangebote, in denen in Gruppen sowohl angemessene Arbeits- und Lerntechniken vorgestellt und geübt werden und zusätzlich auf das Thema Angst in Prüfungen spezifisch eingegangen wird. Teilweise werden solche Hilfestellungen in Beratungsstellen auch in Einzelgesprächen gegeben.
3. *Psychotherapie:* Wenn die Ängste das Ausmaß einer psychischen Erkrankung angenommen haben oder als Teil einer anderen psychischen Störung betrachtet werden können, sind (ärztliche oder psychologische) Psychotherapeuten die richtigen Ansprechpartner. Die meisten Psychotherapeuten bieten Einzelgespräche an. In Deutschland gibt es drei psychotherapeutische Verfahren, für die die Kosten der Therapie von den Krankenkassen übernommen werden: die kognitive Verhaltenstherapie, die tiefenpsychologisch fundierte Psychotherapie oder die lang dauernde Psychoanalyse. Zielorientierte, klar auf die Prüfungsängste bezogene Therapieansätze wurden vor allem von der kognitiven Verhaltenstherapie entwickelt.

3.2 Welche Form der Unterstützung ist für mich die richtige?

Um herauszufinden, welche der drei oben geschilderten Formen der Unterstützung für Sie am ehesten die richtige ist, sind die folgenden Fragen und Antworten nützlich:

- Wie stark sind Ihre Prüfungsängste und wie lange leiden Sie schon darunter?

  → Wenn Sie schon sehr lange unter Ihren Ängsten leiden oder bisher erfolglos versucht haben, sich allein zu helfen, sind Selbsthilfeangebote für Sie vermutlich nicht ausreichend.
- Wie viel wissen Sie über Prüfungsangst sowie über Lern- und Arbeitsstrategien?

  → Wenn Sie unter weniger starken Prüfungsängsten leiden und bislang noch nicht viel ausprobiert haben, um mit Ihren Ängsten umzugehen, lohnt es sich zunächst durch Selbsthilfebücher die eigenen Ängste genauer kennen und verstehen zu lernen und entsprechende Maßnahmen einzuleiten. Auch Gespräche mit anderen in dieser Situation oder die Teilnahme an einer Selbsthilfegruppe können hilfreich sein.
- Haben Sie bislang mit kaum jemandem über die Ängste gesprochen und/oder fühlen Sie sich sehr allein damit?

  → Wenn die Einsamkeit mit den Ängsten ein großes Problem für Sie ist, profitieren viele von Gesprächen mit Partnern, Kollegen, Freunden und Angehörigen; vielleicht auch (Studien-)Beratern und Vorgesetzten bzw. Lehrern. Ebenso hilfreich können (Selbsthilfe-)Gruppen sein. Als erster Schritt kann auch eine „virtuelle“ Gruppe im Internet unterstützend sein.
- Sind Sie neben den Prüfungsängsten noch durch andere (auch psychische) Probleme belastet?

  → Wenn neben den Prüfungsängsten noch andere Belastungen vorliegen, ist es oft günstiger, mit einem Berater oder Psychotherapeuten zu sprechen, damit auf diese zusätzlichen Probleme auch angemessen eingegangen werden kann.
- Sind zusätzliche psychische Probleme (vor allem deutliche depressive Stimmungen, Grübeleien oder soziale Ängste) vorhanden?

  → Bei deutlich vorhandenen psychischen Problemen sollte ein für diesen Bereich qualifizierter Berater oder ein Psychotherapeut aufgesucht werden.

Wenn Sie sich unsicher sind, welche Herangehensweise für Sie die richtige ist, wenden Sie sich im Zweifelsfall an einen Berater oder an einen Psychotherapeuten. Dort können Sie Ihre persönliche Situation schildern und gemeinsam überlegen, wie Sie am besten lernen können, mit Ihren Prüfungsängsten umzugehen.

3.3 Wie sieht eine psychotherapeutische Behandlung bei Prüfungsängsten aus?

Da die kognitive Verhaltenstherapie zielorientierte Therapieansätze zur Bewältigung und Behandlung von Prüfungsangst entwickelt hat, orientieren wir uns in diesem Buch an den Prinzipien und am Vorgehen dieser Therapierichtung. Dies ist eine Therapieform, die darauf ausgerichtet ist, die betroffene Person dabei zu unterstützen, selbst Strategien und Möglichkeiten zu entwickeln und einzuüben, um mit den Ängsten anders umzugehen. Die Behandlung orientiert sich dabei am Hier und Jetzt, das heißt an den aktuellen Problemen und deren Bewältigung. Zwar kommen dabei auch die dem Problem möglicherweise zugrunde liegenden Erfahrungen aus Kindheit und Lebensgeschichte vor, für eine erfolgreiche Therapie ist es jedoch nicht notwendig, die Lebensgeschichte umfassend aufzuarbeiten, um aktuelle Probleme zu lösen.

Merke:

Prüfungsängste sind vielgestaltig – nicht bei allen Betroffenen spielen dieselben Faktoren eine Rolle. Deswegen werden Behandlungen immer an die individuelle Situation und das persönliche Erleben des Betroffenen angepasst.

Es gibt jedoch typische Themen, die für die meisten Betroffenen von großer Bedeutung sind:

- *Motivation:* Stecken hinter den Ängsten noch andere Probleme, die vielleicht zuerst bearbeitet werden müssen, z. B. generelle Zweifel an der Notwendigkeit der Prüfung bzw. der gewählten Ausbildung bzw. des Studiums?
- *Planung:* Wissen Sie genügend über geeignete Techniken zur zeitlichen und inhaltlichen Planung der Prüfungsvorbereitung, die sich ja oft über

Monate oder sogar Jahre hinstreckt? Wenn ja, wird dieses Wissen richtig eingesetzt?
- *Lernstrategien:* Wissen Sie genügend über hilfreiche Lerntechniken, um sich verschiedene Lerninhalte gut einprägen und sie in der Prüfung wiedergeben zu können? Wenn ja, wird dieses Wissen richtig genutzt?
- *Ausgleich:* Achten Sie auf angemessenen Ausgleich? Gibt es genügend Zeit für Entspannung, soziale Kontakte und körperliche Aktivitäten, die einen Ausgleich zum Lernen darstellen?
- *Gedanken:* Stellen Sie fest, dass Sie viele Sorgen und Katastrophengedanken in Bezug auf Prüfungen haben oder dazu neigen, alles schwarz zu sehen?
- *Prüfungssituation:* Haben Sie geübt, die gelernten Inhalte auch unter Anspannung wiederzugeben?

Die einzelnen Bereiche werden wir in Kapitel 4 (vgl. Seite 37 ff.) genauer erläutern.

3.4 Wie kann ich zum Gelingen einer Beratung oder Behandlung beitragen?

Merke:

Eine professionelle Beratung oder eine Psychotherapie können nur dann erfolgreich sein, wenn Sie aktiv mitarbeiten. Der Berater bzw. der Therapeut hilft Ihnen, Wege zur Problemlösung zu finden; das Problem können nur Sie selbst bewältigen.

Dies liegt an der grundsätzlichen Natur psychischer Probleme, die für uns meist auf den Ebenen der Gefühle, der Gedanken oder des Verhaltens oder einer Kombination dieser Ebenen stattfinden. Für alle Ebenen gilt, dass Sie als Betroffener am besten, beziehungsweise ausschließlich, darüber Auskunft geben können – kein anderer Mensch kann genau wissen, was Sie denken oder fühlen. Wichtig und hilfreich ist daher die möglichst genaue Beobachtung Ihrer Ängste. Dabei hilft es, wenn Sie Ihrem Behandler bzw. Berater genau beschreiben, was Sie denken, fühlen und tun, und wie Ihr Körper in diesen Belastungsphasen reagiert. Wichtig ist auch der Bericht darüber, wie und in welchem Umfang Ihr Leben von den Prüfungsängsten eingeschränkt wird. Im Verlauf der Beratung bzw. der Therapie wird bei der Veränderung der Probleme Ihre Mithilfe sehr wichtig sein.

3.5 Was kann ich von einer Beratung oder Behandlung erwarten?

Merke:

Die Grundidee jeder Behandlung ist, dass Sie dabei unterstützt werden, in Ihrem Leben Verhalten und Abläufe so zu ändern, dass Probleme – und in diesem Zusammenhang die Prüfungsängste – besser bewältigt werden können oder Sie nicht mehr in dem Ihnen bekannten Ausmaß einschränken. Auch dieser Ratgeber orientiert sich an dieser Grundidee. Nur so können Sie an den für Sie problematischen Umständen etwas ändern und diese Veränderungen auch möglichst dauerhaft beibehalten.

Die notwendigen und primär angestrebten Veränderungen im Rahmen einer Beratung oder Psychotherapie sind vor allem Veränderungen auf den Ebenen des Verhaltens und das Verändern von nicht hilfreichem Denken. Dies liegt daran, dass diese beiden Ebenen der willkürlichen Kontrolle am ehesten zugänglich sind. Mit diesen kann man am besten arbeiten.

In einer psychotherapeutischen Behandlung sind folgende Ziele realistisch:

- Sie werden genauer kennenlernen, wie sich Prüfungsängste bei Ihnen äußern und wie sie ablaufen.
- Gemeinsam mit Ihrem Behandler werden Sie die für Sie zutreffenden Faktoren der Entstehung der Ängste und vor allem diejenigen Bedingungen kennenlernen, die für das Fortbestehen der Prüfungsängste verantwortlich sind. Damit lernen sie zumindest einen Teil des „Ursachen-Puzzles" genauer kennen und können dieses besser zusammenfügen.
- Sie werden gemeinsam herausfinden, welche Faktoren bei Ihnen dafür verantwortlich sind, dass die Ängste nicht von alleine wieder verschwinden, d.h. welche Faktoren für die Aufrechterhaltung der Ängste verantwortlich sind.
- Auf Grundlage Ihres persönlichen Angstmusters werden Sie persönliche Vorgehensweisen entwickeln, die Ängste zu reduzieren oder zu bewältigen.

- Sie werden sich konkrete Vorgehensweisen auf der Denk- sowie auf der Verhaltensebene erarbeiten und diese in der Zeit zwischen den Sitzungen umsetzen.
- In der Behandlung wird der Prozess der Umsetzung mit Ihnen besprochen und Sie werden darin begleitet, die anfangs für Sie neuen Denk- und Verhaltensweisen zur Routine werden zu lassen. Wiederholte und konsequente Übungen sind dabei ein wichtiges Element der Behandlung.
- Wenn Sie neue Denk- und Verhaltensweisen gut in Ihren Alltag integriert haben und Sie bemerken, dass Ihre Ängste geringer werden, werden häufig die Abstände zwischen den Sitzungen vergrößert, so dass Sie Gelegenheit haben auszuprobieren, wie Sie ohne therapeutische Unterstützung zurechtkommen.
- Für zukünftige kritische Situationen werden Sie vorab Pläne entwickeln, wie Sie dann reagieren können, die sogenannte „Rückfallprophylaxe".
- Meist schließt die Behandlung mit einer Zusammenfassung dessen, was Sie in der Behandlung gelernt haben.

3.6 Wie können Angehörige oder Freunde bei Prüfungsängsten helfen?

Wenn Sie dieses Buch als Angehöriger oder Freund einer betroffenen Person lesen, ist Folgendes wichtig: Sie können einiges dazu beitragen, die Person auf ihrem Weg zu einem besseren Umgang mit Prüfungsängsten zu unterstützen! Angehörige merken meist, wenn Probleme mit Prüfungen bestehen.

Wenn Sie eine nahestehende Person mit Prüfungsängsten kennen:

- Fragen Sie nach, ob die Person Unterstützung benötigt und diese von Ihnen annehmen möchte.
- Drängen Sie der Person keine Ratschläge auf, wenn diese keine Ratschläge haben will.
- Machen Sie klar, dass Sie helfen wollen, aber überlassen Sie die Entscheidung darüber, ob das, was Sie vorschlagen, tatsächlich hilft, der Person selbst!
- Fragen Sie die betroffene Person, welche Dinge als hilfreich erlebt werden und wie genau sie unterstützt werden möchte!

- Wenn Sie Ratschläge erteilen oder berichten, wie Sie das Problem lösen würden oder vielleicht auch für sich gelöst haben, machen Sie deutlich, dass dies Ihr Weg war. Ermuntern und unterstützen Sie die betroffene Person jedoch zu prüfen, ob das bei ihr auch angemessen ist und helfen Sie ihr dabei, ihren eigenen Weg zu finden!
- Machen Sie deutlich, dass Sie die Person gern unterstützen, aber auf ein konkretes Signal warten, ob und wann Unterstützung gewünscht ist.
- Akzeptieren Sie, wenn die Person signalisiert, dass sie (im Moment?) keine Hilfe annehmen möchte; möglicherweise kann sie diese Hilfe gerade von Ihnen nicht annehmen. Machen Sie ihr keinen Vorwurf daraus!

Gerade dieser zuletzt genannte Aspekt ist einer, der Personen aus dem Umfeld von Prüfungsängstlichen oft schwerfällt: Die betroffene Person leidet häufig deutlich unter den Prüfungsängsten und bekommt evtl. aufgrund der Vermeidung von Prüfungssituationen massive weitere Probleme, wie z. B. finanzielle Nöte, wenn ein Stipendium an das Absolvieren bestimmter Prüfungsleistungen geknüpft ist. Es fällt den Angehörigen und Freunden dann oft schwer zu akzeptieren, dass die betroffene Person keine Hilfe annehmen will.

Da die Bewältigung von Prüfungsängsten jedoch auch die Einsicht in die Hilfsbedürftigkeit voraussetzt und über Wochen und Monate Engagement der Betroffenen voraussetzt, kann Veränderungsbereitschaft nicht erzwungen werden. Aktivitäten, die nur anderen zuliebe ausgeführt werden, sind häufig davon bedroht, schnell wieder zu „verpuffen“. Überlassen Sie es also der betroffenen Person, wann und von wem sie Hilfe annehmen will. Machen Sie deutlich, dass Sie zur Unterstützung bereit sind, aber drängen Sie keine Hilfe auf. Sorgen Sie stattdessen dafür, dass Sie nicht unter der Prüfungsängstlichkeit Ihrer Familienmitglieder oder Freunde leiden, indem Sie sich beispielsweise durch Gespräche mit anderen Personen entlasten oder mit Aktivitäten ablenken, so dass sich insgesamt eine gute Balance aus Mitgefühl einerseits, aber auch nötiger Abgrenzung andererseits, ergibt.

4 Sechs Module zur Bewältigung von Prüfungsangst

Im Folgenden werden diejenigen Bereiche beschrieben, die sich in der aktuellen wissenschaftlich fundierten Beratung und Behandlung von Personen mit Prüfungsängsten als wichtig und wirksam erwiesen haben. Jeder Bereich wird als ein sogenanntes „Modul" bezeichnet. Bei den Bereichen beziehen wir uns auf ein aktuelles kognitiv-verhaltenstherapeutisches Behandlungsprogramm (Fehm & Fydrich, 2011). Wir haben den Behandlungsansatz für diesen Ratgeber so bearbeitet, dass Sie auch ohne Zusammenarbeit mit einem Berater oder Therapeuten die Module für die Bewältigung Ihrer Prüfungsängste einsetzen können.

Folgende sechs Module stehen Ihnen zur Verfügung:

1. *Modul 1 (Motivationsklärung)* kann dann hilfreich sein, wenn die Prüfungsängste mit generellen Zweifeln an Sinn und Ziel der Ausbildung bzw. des Studiums verbunden sind.
2. *Modul 2 (Planung der Prüfungsvorbereitung)* stellt Ihnen Möglichkeiten vor, die Zeit zur Prüfungsvorbereitung gut zu planen. Dieses Modul kann hilfreich sein, wenn Sie bereits bei der Prüfungsvorbereitung sehr ängstlich sind und sich entweder viel zu gründlich vorbereiten oder das Lernen aufschieben.
3. *Modul 3 (Lernstrategien)* stellt Ihnen verschiedene Methoden vor, um Lernstoff effektiv zu bearbeiten. Dies kann hilfreich sein, wenn Sie sich in diesem Bereich unsicher fühlen oder solche Techniken nie kennengelernt haben.
4. *Modul 4 (Ausgleich zum Lernen)* hilft Ihnen neben dem Lernen gut für sich zu sorgen, damit Sie die nötige Energie für die oft lange Prüfungsphase aufbringen können. Dieses Modul sollten Sie dann bearbeiten, wenn Sie sich während Prüfungsphasen oft gestresst und ausgepowert fühlen oder sehr lange Lernphasen haben.
5. *Modul 5 (Hinderliche und förderliche Gedanken und Denkweisen)* betrachtet den Einfluss Ihrer Gedanken und Einstellungen auf Prüfungsängste. Dieses Modul ist dann hilfreich, wenn Sie zum Grübeln neigen oder wenn Ihre Gedanken vor und während Prüfungen sehr negativ und auf Misserfolge orientiert sind.

6. *Modul 6 (Vorbereitung der konkreten Prüfungssituation)* beschreibt Strategien und Möglichkeiten, sich gezielt auf die Prüfungssituation vorzubereiten. Es ist in fast allen Fällen sinnvoll, diese Hinweise zu nutzen.

Merke:

Je nach Art und der Ausprägung Ihrer Ängste kann es sein, dass bestimmte Bereiche und damit bestimmte Module für Sie mehr oder weniger wichtig sind. Die Reihenfolge der Bearbeitung der Module wird zwar in dieser Form von uns so vorgeschlagen, allerdings ist diese nicht festgelegt und Sie können die Auswahl und Reihenfolge der Bereiche entsprechend Ihrer Bedürfnisse verändern. Sie können auch erst einmal alle Bereiche durchlesen und dann entscheiden, welche der Module Sie ausführlicher bearbeiten wollen.

4.1 MODUL 1 – Motivation: Warum mache ich die Prüfung eigentlich?

Prüfungen gehen in der Regel mit einer mehr oder weniger aufwändigen Vorbereitung einher. Wenn daher in einer Prüfung oder in der Vorbereitungszeit Ängste auftreten, treten dabei manchmal weitere Probleme im Bereich der eigenen Ausbildung zutage. Dazu gehören vor allem Zweifel hinsichtlich der eigenen Motivation zum Studium bzw. zur Ausbildung und Vorstellungen darüber, wie das weitere Berufsleben nach Abschluss der Ausbildung aussehen mag. Wenn grundsätzliche Zweifel am gewählten Ausbildungsgang oder dem Studium bestehen, wird sich dies meist auch auf die aktuelle Motivation hinsichtlich der Prüfungsvorbereitung auswirken. Lohnt es sich überhaupt, diesen Aufwand zu betreiben? Wofür das alles? Ist es tatsächlich meine „Bestimmung", diesen Beruf auszuüben? Solche Zweifel können Prüfungsängste nähren und führen mit hoher Wahrscheinlichkeit dazu, dass die Vorbereitung der Prüfung beeinträchtigt wird.

Wenn Sie prüfen möchten, ob Motivationsprobleme im Rahmen Ihrer Prüfungsängste eine Rolle spielen, können die Antworten auf die folgenden Fragen hilfreich für eine Klärung sein. Sie finden diese Fragen auch in Arbeitsblatt 5 (vgl. Anhang, Seite 92) und können dort Ihre Antworten direkt notieren:

- Trägt das Bestehen der Prüfung dazu bei, dass ich meinem nächsten (beruflichen oder Ausbildungs-)Ziel ein Stück näher komme? (z. B. Bestehen eines Studienmoduls oder eines Ausbildungsabschnitts)
- Was habe ich davon, wenn ich dieses nächste (Teil-)Ziel erreiche?
- Was bedeutet es, wenn ich dieses (Teil-)Ziel nicht erreiche?
- Welchem Gesamtziel dient das Bestehen der bevorstehenden Prüfung? (z. B. Studienabschluss, berufliche Qualifikation)
- Wie wichtig ist mir dieses Ziel und wie viel bin ich bereit, dafür aufzuwenden?
- Was muss ich konkret in den nächsten Wochen, Monaten und Jahren für die Erreichung dieses Ziels aufwenden? (Denken Sie dabei sowohl an die zeitliche und finanzielle Belastung als auch an den Verzicht auf bestimmte Dinge, wie z. B. Zeit für Freunde, Hobbies, andere mögliche Ausbildungen.)
- Gibt es andere, vielleicht leichtere, schnellere oder „billigere" Wege, mein Gesamtziel zu erreichen?
- Welche möglichen Alternativen für meinen (beruflichen) Lebensweg gibt es?

Vermutlich werden Sie feststellen, dass Sie zumindest einige Fragen nicht klar und ohne schwächere oder stärkere Zweifel beantworten können, z. B. weil Studiengänge oder Ausbildungen manchmal auch Prüfungen beinhalten, die mit dem eigentlichen Studien- oder Ausbildungsziel weniger direkt zu tun haben. Es ist aber auch nicht nötig, dass Sie in jeder Hinsicht von der Notwendigkeit dieser Prüfung überzeugt sind. Oft beinhalten Prüfungen Inhalte, deren Sinn mit Blick auf den Abschluss der Ausbildung nicht unbedingt nachvollziehbar sind, die aber formal notwendig sind. Insgesamt sollte das Verhältnis zwischen den Vor- und Nachteilen jedoch zumindest tendenziell positiv ausfallen, so dass Sie sich während der Prüfungsvorbereitung nicht mit der Frage des prinzipiellen Sinns der Prüfung befassen müssen.

Wenn es Ihnen schwerfällt, die positiven und negativen Aspekte gegeneinander aufzuwiegen, können Sie Arbeitsblatt 6 nutzen (vgl. Anhang, Seite 94). Dort können kurz- und langfristige Konsequenzen nebeneinander gestellt werden: Einmal für die Entscheidung Ihr Ziel (z. B. das Studienziel) weiter zu verfolgen, und auf der anderen Seite für die Entscheidung das Ziel aufzugeben. Die Unterscheidung zwischen kurz- und langfristigen Folgen ist wichtig, da Prüfungen in der Regel kurzfristig negative Folgen haben, da in der Prüfungsvorbereitung vor allem zusätzliche Zeit und Energie gefordert wird, und der „Gewinn" eher langfristig spürbar wird.

Sollten Sie bei diesen Analysen für sich feststellen, dass die Prüfungsangst Teil einer generellen, grundsätzlichen und eventuell auch schon länger bestehenden Unzufriedenheit mit der getroffenen Entscheidung ist, sollten Sie zunächst überlegen, ob Sie die anstehende Prüfung noch absolvieren wollen oder sich jetzt entscheiden, zunächst die Unzufriedenheit zu analysieren und etwas daran zu verändern. Diese Entscheidung wird sicher auch damit zusammenhängen, wie aufwändig die Prüfung ist und wie schnell und einfach sich gegebenenfalls etwas an der Situation verändern lässt.

Studierende können für solche Entscheidungsprobleme an den meisten Universitäten auf die Studienberatung zurückgreifen, in anderen Ausbildungskontexten gibt es oft ähnliche Angebote. Auch ein ausbildungsbezogenes Coaching kann hilfreich sein, möglicherweise eine berufliche Umorientierung vorzunehmen.

Merke:

Wichtig ist, dass Prüfungsängste an sich jedoch kein Hinweis auf eine ungünstige oder gar falsche Berufswahl oder die Wahl eines „falschen" Ausbildungsgangs sind!

4.2 MODUL 2 – Planung der Prüfungsvorbereitung: 10 Wochen bis zur Prüfung und drei Bücher durchzuarbeiten – Wie soll das denn gehen?

Die Planung und die Art der Prüfungsvorbereitung ist eng mit Prüfungsangst verbunden: Auf der einen Seite können ungünstige Planung und Durchführung der Vorbereitungen zu Prüfungsängsten führen oder diese verstärken. Zum anderen wirken sich Prüfungsängste auf die Vorbereitungsphase aus, z. B. durch angstbedingte Konzentrationsprobleme oder Grübeleien (vgl. Abbildung 1).

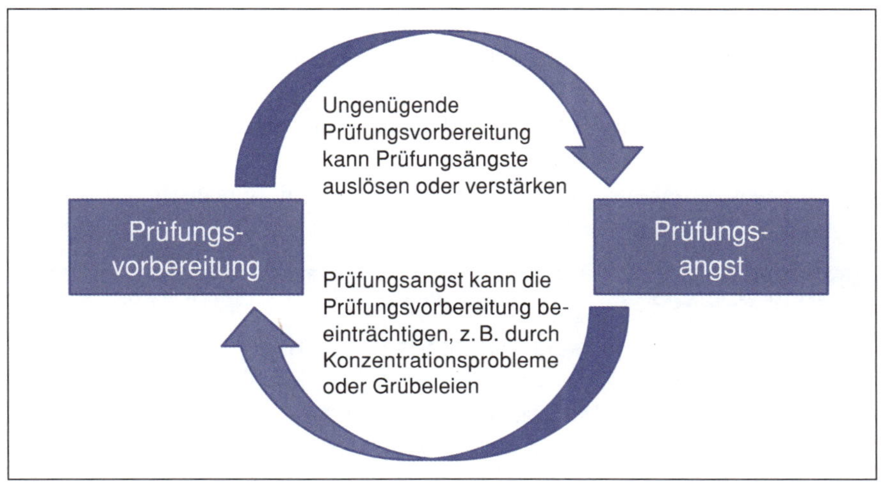

Abbildung 1: Zusammenhang zwischen Prüfungsvorbereitung und Prüfungsangst

Gerade für prüfungsängstliche Personen ist es daher wichtig, die Vorbereitung auf eine Prüfung früh und gründlich zu planen.

Für die Vorbereitung sind die folgenden vier Schritte hilfreich:
- *Schritt 1:* Bringen Sie in Erfahrung, wann die Prüfung ist/die Prüfungen sind und welche Inhalte bis dahin erarbeitet werden müssen.
- *Schritt 2:* Überlegen Sie, wie viel Zeit im Rahmen Ihrer sonstigen Aufgaben und zeitlichen Möglichkeiten zur Verfügung steht.
- *Schritt 3:* Teilen Sie den Lernstoff auf die zur Verfügung stehende Zeit auf.
- *Schritt 4:* Überprüfen Sie den Plan in der täglichen Anwendung und passen Sie ihn falls nötig an.

Diese vier Schritte werden weiter unten genauer erläutert.

Generell ist die Idee einer „durchgeplanten“ Prüfungsvorbereitung für manche Prüflinge nicht angenehm:
- Es kann bedrückend und demotivierend sein, sich den gesamten, oft umfangreichen Lernstoff auf ein Mal zu vergegenwärtigen. Man hat das Gefühl, das nie schaffen zu können oder stößt beim Zusammenstellen der Themen auf Gebiete, die man als zu schwer betrachtet oder bisher nicht gut verstanden hat.

- Manche haben das Gefühl, alle Zeit für das Lernen aufwenden zu müssen und keine Zeit für zunächst unwichtig erscheinende Themen wie Planung zu haben.
- Manche Menschen planen generell ungern und möchten lieber spontan sein („Ich bin einfach kein Planungstyp").
- Manche Menschen argumentieren, dass viele andere ja auch ihre Prüfungen schaffen, ohne vorher alles genau zu planen.

Bedenken Sie:

Nur wenn Sie wissen, welche Aufgaben vor Ihnen liegen, können Sie realistisch planen und so vermeiden, dass es Lücken in wichtigen Themenbereichen gibt. Auch wenn Sie gezielt „auf Lücke" lernen wollen oder müssen, ist es wichtig, die Lücken möglichst auf unwichtige Themengebiete zu legen.

Es ist richtig, dass eine solide Prüfungsplanung zunächst Zeit kostet. Es lohnt sich jedoch, diese Zeit zu investieren. Wenn es Ihnen gelingt, den Plan weitgehend einzuhalten, werden Sie ruhiger in die Vorbereitungszeit gehen und Panikgefühle aufgrund fehlender Planung („Oh Gott, das Thema hab ich ja völlig vergessen?!") vermeiden können.

Man muss kein anderer Mensch werden, um eine Prüfung zu planen. Auch Pläne können Raum für spontane Aktivitäten lassen.

Es mag richtig sein, dass für Sie auch andere Wege der Prüfungsvorbereitung zum Ziel führen. Wenn Sie bisher mit Ihren Methoden gut durch Prüfungen gekommen sind, spricht auch nichts dagegen, das weiterhin so zu tun. Wenn Sie jedoch regelmäßig Panikgefühle, häufig Angstzustände und wiederkehrende Grübelphasen haben, sollten Sie auf der Grundlage des folgenden Abschnitts prüfen, ob es Raum für Verbesserungen durch eine veränderte Lernplanung gibt.

4.2.1 Schritt 1: Wann findet die Prüfung statt und welche Inhalte müssen bis dahin erarbeitet werden?

Es lohnt sich, Zeit zu investieren, um möglichst genau herauszufinden, was in der Prüfung gefordert werden wird. Hilfreich sind beispielsweise Mitschriften aus früheren Prüfungen oder möglicherweise verfügbare Fragen oder Aufgaben früherer Prüfungen. Damit haben Sie die Möglichkeit, sich auf den Charakter und die Detailliertheit der Fragen gut vorbereiten zu können. Dies kann es z. B. erleichtern, Themengebiete zu finden, die sehr selten erfragt werden, so dass sie sich für geplante Wissenslücken anbieten.

Damit das Erfragen möglicher Themen nicht ausufert oder zum Selbstzweck wird, ist es hilfreich, sich dafür ein festgelegtes Zeitlimit zu setzen, z. B. drei Tage oder das Fragen von maximal fünf Kommilitonen.

Zusätzlich zu den Inhalten der Prüfung sollten die nötigen Materialien zusammengestellt werden: Müssen Skripte angeschafft oder kopiert werden? Müssen Bücher ausgeliehen werden, die möglicherweise eine längere Vormerkzeit haben?

4.2.2 Schritt 2: Wie viel Zeit können Sie für die Prüfungsvorbereitung aufwenden?

Bei der Planung sind zwei Faktoren wichtig. Zum einen die Anforderung der Prüfung selbst und damit auch der Umfang des vorzubereitenden Stoffs; zum anderen die zeitlichen Möglichkeiten des Prüflings. Für Viele ist die Idee gewöhnungsbedürftig, dass sich die Prüfungsvorbereitung auch nach den zeitlichen Möglichkeiten des Prüflings und nicht ausschließlich nach den Anforderungen der Prüfung ausrichten muss. Sicher sind die Prüfungsanforderungen und vor allem deren Erfüllung letztlich das Ziel. Sie können jedoch Ihre Tage nicht länger machen, als sie sind. Die Konzentrations- und Lernfähigkeit kann nur begrenzt gesteigert werden. Sicher gibt es auch Menschen, die vor einer Prüfung ein paar Tage und Nächte „durchlernen“, – für eine Prüfungsvorbereitung, die sich über mehrere Wochen erstreckt, ist dies jedoch kein empfehlenswertes Konzept.

Um herauszufinden, wie viel Zeit Ihnen zur Prüfungsvorbereitung bleibt, ist es hilfreich sich selbst zu beobachten.

> Arbeitsblatt 7, das Sie im Anhang finden (vgl. Seite 96), ist ein Beobachtungsbogen, der Ihnen hilft, diese Beobachtung zu strukturieren und auszuwerten. Es soll Ihnen helfen, herauszufinden, wie Sie momentan Ihre Zeit nutzen und welche Aufgaben und Pflichten regelmäßig zu berücksichtigen sind. Dabei werden Sie gebeten, für jeden einzelnen Tag einer

Woche zu beobachten und aufzuschreiben, was Sie wann und wie lange tun. Im Anhang finden Sie neben dem eigentlichen Arbeitsblatt auch ein ausgefülltes Protokoll als Beispiel.

Die unterschiedlichen Tätigkeiten werden vier Bereichen zugeordnet:
1. Prüfungsvorbereitung,
2. Studium/Beruf,
3. Alltag,
4. Erholung.

Wählen Sie für die Selbstbeobachtung eine Woche aus, die einigermaßen typisch für die Zeit der Prüfungsvorbereitung ist. Versuchen Sie, die Angaben so häufig und so zeitnah wie möglich einzutragen, um möglichst wenige Verzerrungen durch Erinnerungseffekte zu erzeugen. So wissen wir beispielsweise, dass kürzere Alltagsaktivitäten, wie z. B. ein Treffen mit einer Freundin oder das Aufräumen der Wohnung, häufig als viel kürzer erinnert werden als sie tatsächlich sind. Für eine gute Planung ist es jedoch wichtig, Ihren tatsächlichen Zeitbedarf zu kennen, damit Sie sich nicht zu viel vornehmen und sich dadurch überfordern.

Führen Sie das Blatt in der Woche, in der Sie die Eintragungen machen, daher möglichst immer mit sich, um entsprechende Eintragungen vorzunehmen. Falls Sie eher vergesslich sind, nutzen Sie zusätzliche Erinnerungshilfen, wie z. B. Markierungen im Kalender, Erinnerungstöne durch das Handy oder einen Klebepunkt an einem Ort, an dem Sie häufig vorbeigehen oder auf einem häufig benutzten Gegenstand (z. B. auf dem Portemonnaie).

Am Ende der Beobachtungswoche werten Sie das Protokoll aus. Rechnen Sie dazu für jeden Tag die Zeit zusammen, die Sie für die vier verschiedenen Alltagsbereiche aufwenden. Dies gibt Ihnen ein recht zuverlässiges Bild davon, wie zeitintensiv verschiedene Aktivitäten Ihres Lebens derzeit sind.

Darüber hinaus können Sie die Protokolle mit folgenden Leitfragen auswerten:
- Wie viel Zeit brauche ich für einzelne Aktivitäten?
- Wie sind die Aktivitäten über den Tag hinweg verteilt?
- Gibt es lange Phasen mit den gleichen Tätigkeiten oder sind die verschiedenen Bereiche und Tätigkeiten eher verteilt oder zerstückelt?
- Gibt es Tage, an denen einzelne Komponenten sehr stark vertreten sind (z. B. ein Tag mit acht Stunden Lernen)?

- Sind „Zeitfresser“ vorhanden, d. h. Phasen, in denen viel Zeit für letztlich unwichtige Dinge aufgewendet wird?
- Wodurch zeichnen sich Tage aus, die als besonders zufriedenstellend beurteilt wurden (Frage am Ende des Protokollbogens)?
- Was läuft schief an Tagen, an denen Sie unzufrieden sind?

Merke:

Aus der Beantwortung der Fragen können Ideen für Veränderungen abgeleitet werden. Dabei geht es nicht darum, dass alle Personen den gleichen „optimalen“ Lern- und Arbeitsplan durchführen oder dass das ganze Leben nur noch aus perfektem Lernen besteht. Vielmehr ist wichtig, dass jede Person für sich selbst erkennt, wie sie im Rahmen ihrer Pflichten und Möglichkeiten die Planung verbessern kann, z. B. wo zusätzliche Freizeit-Phasen hilfreich wären, wo „Zeitfresser“ bestehen, zu welchen Zeiten und unter welchen Bedingungen Lernen gut gelingt oder wodurch die häufigsten Ablenkungen entstehen.

4.2.3 Schritt 3: Aufteilen des Lernstoffs auf die zur Verfügung stehende Zeit

Im nächsten Schritt erstellen Sie anhand der Auswertung der Selbstbeobachtung und der zu bewältigenden Aufgaben Ihren persönlichen Lernplan. Dabei sind die in Tabelle 1 dargestellten Fragen hilfreich:

Tabelle 1: Fragen zur Auswertung der Selbstbeobachtung

Bereich Lernen	– Zu welchen Tageszeiten können Sie besonders gut lernen? – Mit welchem Pausenrhythmus kann das Lernen besonders effektiv ablaufen? – Gibt es Aufgaben, die vorher erledigt sein sollten, weil sie sonst vom Lernen ablenken? – Wie viel Lernzeit ist unter den gegebenen Bedingungen und sonstigen Anforderungen für das Lernen realistisch?

Tabelle 1: Fortsetzung

Bereich Ausbildung/Schule/Studium	– Wie viel Zeit investieren Sie zusätzlich zu den verpflichtenden Teilen der Ausbildung/des Studiums? – Können zusätzliche Aufgaben oder Zeiten während der Prüfungsvorbereitung ausgesetzt oder verschoben werden?
Bereich Alltag	– Ist der Zeitbedarf für Alltagstätigkeiten angemessen oder könnte hier zugunsten von mehr und entspannterer Lernzeit rationalisiert werden? So könnte z. B. festgelegt werden, dass montags und donnerstags aufgeräumt wird, anstatt immer mal wieder zwischendurch ein bisschen zu räumen. – Können bestimmte Alltagspflichten für eine begrenzte Zeit umgeschichtet werden? So könnte beispielsweise für die Woche vor der Prüfung vereinbart werden, dass Haushaltspflichten auf die Zeit nach der Prüfung getauscht werden.
Bereich Erholung	– Haben Sie genügend Zeit für Freizeitaktivitäten oder ist es nötig, hier zum Ausgleich für Lernphasen zusätzliche Aktivitäten aufzunehmen? Dabei ist zu beachten, dass Freizeitaktivitäten nicht gleich den Umfang eines neuen Hobbies haben müssen, sondern auch aus einer Viertelstunde Zeitunglesen bestehen können. – Sind die Freizeitabschnitte sinnvoll über die Woche verteilt, so dass Sie Erholungseffekte auch spüren können? – Können Freizeitaktivitäten auch im Plan verschoben werden, so dass sie im Verlauf der Woche als Ausgleich dienen können, im Gegensatz zu einer mit Arbeit gefüllten Woche und einem mit Freizeitaktivitäten vollgestopften Wochenende? – Sind die Aktivitäten an sich als Ausgleich zu den Lern- und Arbeitsphasen sinnvoll? So ist es vermutlich anregender, nach drei Stunden am Schreibtisch eine halbe Stunde Joggen zu gehen, als eine halbe Stunde ebenfalls am Schreibtisch Kreuzworträtsel zu lösen.

Ein weiterer wichtiger Aspekt ist das Einplanen von Hindernissen, da es fast immer zu Abweichungen vom Plan kommt.

So werden ungeplante Aktivitäten, die durch andere Personen ausgelöst werden, z. B. der Anruf einer Freundin oder die Einladung zu einem Grillabend, häufig als sehr anregend und angenehm erlebt. Hier sollte entschieden werden, ob solche Aktivitäten unter bestimmten Bedingungen „erlaubt“ sind, oder ob zugunsten einer stressfreien Prüfungsvorbereitung für eine bestimmte Zeit auf spontane Aktivitäten verzichtet wird. In letzterem Falle ist es sinnvoll, Freunde und Freundinnen vorher über den Plan zu informieren, um nicht immer wieder in Versuchung geführt zu werden. Alternativ kann überlegt werden, Freiräume für spontane Aktivitäten mit einzuplanen, indem bestimmte Zeitfenster gegeneinander ausgetauscht werden (z. B. heute mit Freunden ins Kino gehen und stattdessen morgen Abend statt des Treffens mit der Freundin die Zeit für die Prüfungsvorbereitung nutzen).

Ungünstig ist es jedoch, wenn durch spontane Aktivitäten Lernphasen auf Zeiten verlegt werden, in denen die Aufnahmefähigkeit geringer ist (z. B. nach dem Kinobesuch noch zu lernen), oder die Tätigkeit auf unbestimmte Zeit verschoben wird.

Merke:

Bei allen Überlegungen sollte bedacht werden, dass die Freizeitaktivitäten kein „Luxus“ sind, der im Zweifelsfall dem Lernen geopfert werden kann, sondern dass gerade in Phasen erhöhter Anstrengung ausgleichende Aktivitäten wichtig sind, um eine Balance mit der überwiegend gedanklichen Arbeit der Prüfungsvorbereitung zu erhalten und damit die Fähigkeit für fortdauernde Konzentrations- und Lernfähigkeit zu fördern.

Als Faustregel kann gelten, dass für die meisten Personen eine „reine“ Lernzeit von mehr als sechs Stunden pro Tag wenig realistisch und wenig effektiv ist. Weiterhin ist bedeutsam, dass in dieser Zeit nicht am Stück gelernt werden sollte, sondern diese Arbeitszeit durch Pausen aufgelockert werden muss. Für die meisten Lernenden ist – als grobe Orientierung – nach eineinhalb Stunden Lernen eine Pause nötig und hilfreich. Wer bemerkt, dass bereits nach einer Stunde die Konzentrationsfähigkeit nachlässt, muss entsprechend früher Pausen einlegen. Das Einplanen und Umsetzen von Lernpausen hängt zusätzlich auch von den bearbeiteten Inhalten und von der Art der Prüfungsvorbereitung ab (z. B. wird konzentriertes Lesen meist als anstrengender empfunden als das Wiederholen des Stoffes in einer Kleingruppe).

Pausen sollten der Regeneration dienen und die Konzentrationsfähigkeit sowie die Motivation erhalten bzw. wieder herstellen. Daher sollten in den Pausen keine Tätigkeiten stattfinden, die auch während des Lernens gefordert sind. So ist es günstiger in einer kurzen Pause nicht weiterhin geistig zu arbeiten. Stattdessen können körperlich orientierte Tätigkeiten genutzt werden, wie z. B. ein kurzer Spaziergang, Fitness- oder Yogaübungen oder Musikhören. Aber auch alternative Tätigkeiten im Haushalt (Wäsche aufhängen, sich eine Zwischenmahlzeit gönnen, bei einer Tasse Tee einen Teil der Zeitung lesen) können einen guten Ausgleich darstellen. Um nach den Pausen den Wiedereinstieg ins Lernen zu schaffen, ist es hilfreich bereits vor der Pause das Ende der Pausenaktivität festzulegen, z. B. nach einer Zeit von 20 oder 30 Minuten, nach fünf Liedern von der CD oder nach einer bestimmten Anzahl von Yoga-Übungen. Des Weiteren ist es günstig, auch die Lernaktivität für die Zeit nach der Pause bereits vor der Pause vorzubereiten, z. B. bereits das Buch am entsprechenden Kapitel aufschlagen oder die Unterlagen für das neue Thema hervorzuholen.

4.2.4 Schritt 4: Überprüfung und Anpassung des Plans

Pläne haben es an sich, dass Sie nicht perfekt funktionieren!

Je länger und je komplexer das zu Planende ist, desto schwerer ist es, alle Komponenten des Plans und mögliche Hindernisse bei der Umsetzung vorwegzunehmen. So fällt es in der Regel leicht, den Ablauf von drei verschiedenen Besorgungen zu planen, die auch gleich durchgeführt werden (z. B. in der nächsten Stunde beim Friseur anrufen, Brot kaufen und ein Kilo Äpfel besorgen). Wenn es darum geht, mehrere Wochen vorauszuplanen, gibt es deutlich größere Schwierigkeiten: Zum einen ist es für Lernaktivitäten in der Regel viel schwerer einzuschätzen, wie viel Zeit dafür nötig ist, zum anderen gibt es viel mehr mögliche Hindernisse und Unterbrechungen, die den Plan durcheinander bringen können.

In aller Regel werden Pläne zu optimistisch gemacht, d. h. die Lernmenge oder die verschiedenen Aufgaben werden in der vorgesehenen Zeit nicht geschafft. Das umgekehrte „Problem“, dass die Aufgaben vor der vorgesehenen Zeit erledigt sind, tritt hingegen sehr selten auf.

Merke:

Wenn Sie bemerken, dass Sie sich zu viel vorgenommen haben und Ihre Vorhaben nicht umsetzen konnten, sollte dies nicht dazu führen, dass Sie den Plan wieder aufgeben, sondern eher dazu, dass Sie für die nächste Planungsrunde anders vorgehen. Versuchen Sie herauszufinden, wo das Problem lag:

- Waren die Lernabschnitte zu lang, so dass Sie sich am Schluss kaum noch konzentrieren konnten?
  → Planen Sie beim nächsten Mal früher eine kurze Pause ein.
- War es zu viel Stoff, so dass Sie trotz guter Konzentration die Menge nicht abarbeiten konnten?
  → Planen Sie beim nächsten Mal weniger Stoff für eine Lernphase ein.
- Gab es unerwartete Verständnisprobleme beim Lernstoff?
  → Planen Sie beim nächsten Mal Extra-Zeit zur Bearbeitung von Verständnisproblemen ein.
- Gab es häufig Ablenkungen, wie z. B. Anrufe oder Besuche von Freunden?
  → Überlegen Sie, wie Sie die nächsten Male damit umgehen wollen: Wollen Sie Ihren Freunden lieber vorher Bescheid sagen, dass Sie in der nächsten Zeit nicht spontan angerufen oder besucht werden wollen? Können Sie Pufferzeiten in den Plan integrieren, so dass Sie bei einem spontanen Besuch die Lernzeit verschieben könnten?
- Fiel es Ihnen schwer, zur im Plan festgehaltenen Zeit zu beginnen?
  → Würden Erinnerungen helfen, z. B. durch einen Wecker? Könnte es hilfreich sein, für den Anfang der Lernphase eine weniger anstrengende Tätigkeit einzuplanen, z. B. eine Wiederholung? Brauchen Sie vielleicht einfach etwas Übung beim „Lernen nach Plan“?

Gerade wenn Sie vorher noch nie mit Lernplänen gearbeitet haben, ist nicht zu erwarten, dass der erste Plan reibungslos funktioniert. Oft lohnt es sich jedoch, sich ein paar „Übungsdurchgänge“ für das Planen und Umsetzen zu erlauben und den Lernplan jedes Mal ein bisschen besser an die eigenen Möglichkeiten und Besonderheiten anzupassen, so dass Sie in den Lernzeiten konzentriert arbeiten, aber auch außerhalb der Lernzeiten die notwendige Entspannung und Erholung genießen können!

4.2.5 Wo klappt die Vorbereitung am besten?

Als letzten Teil der Lernplanung gilt es zu überlegen, welches besser oder schlechter geeignete Orte zum Lernen sind:

- Gibt es einen festen Arbeitsplatz oder lernen Sie mal auf dem Sofa, mal am Küchentisch?
  → Der Wechsel von Lernplätzen ist nicht per se ungünstig, es ist jedoch häufig schwieriger, wenn es keinen festen Platz für die Lernmaterialien gibt, so dass diese immer wieder neu umgelagert werden müssen.
- Wie sieht Ihr Arbeitsplatz aus? Lädt er zum Lernen ein? Steht der Schreibtisch in der dunkelsten Ecke des Zimmers oder ist der Lernbereich ansprechend gestaltet?
  → Wenn Sie in den nächsten Monaten viel Zeit an diesem Lernplatz verbringen werden, lohnt es sich, den Platz ggf. umzugestalten; z. B. indem der Schreibtisch näher ans Fenster gerückt wird, oder indem er von allen Utensilien außer den Lernmaterialien freigeräumt wird. Sie sollten sich am Arbeitsplatz einigermaßen wohlfühlen können.
- Ist ein ungestörtes Arbeiten möglich oder liegt der Arbeitsplatz in der „Einflugschneise“ aller Familienmitglieder oder der Mitglieder der Wohngemeinschaft? Wie steht es mit ablenkenden Reizen (z. B. Internetzugang, Fernsehen, Radio, Telefon)?
  → Falls Unterbrechungen durch andere Personen entstehen, sollten diese auf die Lernzeiten hingewiesen werden. Zusätzlich kann ein Schild an der Tür anzeigen, dass derzeit nicht gestört werden sollte. Um Störungen durch Anrufe zu umgehen, kann das Handy ausgestellt und der Anrufbeantworter für das Festnetztelefon angestellt werden. Hilfreich ist es auch, sich für die Arbeitszeit vom Internet zu trennen, um nicht durch E-Mails, Facebook oder sonstige elektronische Medien gestört zu werden.
- An welchen Orten können Sie sich am besten konzentrieren? Ist das zu Hause oder in einer Bibliothek? Gibt es Möglichkeiten, sich zum Lernen an einen anderen Ort zu begeben, z. B. das Ferienhaus einer befreundeten Familie? Gibt es angenehme und ruhige Plätze in einer Bibliothek?
  → Nicht alle Bibliotheken sind geeignete Arbeitsplätze, aber besonders, wenn am heimischen Schreibtisch häufig Ablenkungen auftreten, kann es sinnvoll und hilfreich sein, regelmäßig an anderen Orten zu ar-

beiten. Vielleicht ist statt der kleinen Fachbibliothek auch die zentrale Bibliothek oder die nahe gelegene Stadtbibliothek eine gute Alternative?

4.3 MODUL 3 – Lernstrategien: Wie kriege ich den umfangreichen Prüfungsstoff bloß in mein Hirn?

Das Wann, Wieviel und Wo des Lernens haben wir in Kapitel 4.2 genauer besprochen. In diesem Abschnitt geht es um das Wie des Lernens. Für die Aneignung von Wissen gibt es verschiedene Techniken und Strategien. Bekannt und wichtig sind z. B. das schriftliche Zusammenfassen von Lerninhalten in Textform, das Umwandeln von Texten in Schaubilder oder das Wiedererzählen des Gelernten in mündlicher Form. Oft wird im Ausbildungsrahmen vor allem der zu lernende Inhalt vermittelt und weniger die Methoden, mit denen man sich die Inhalte einprägen, sie abrufen und in einer Prüfung wiedergeben kann.

Mit den folgenden Fragen, laden wir Sie ein, sich bewusst zu machen, welche Techniken Sie bereits einsetzen und wie Sie bislang lernen. Sie können die Fragen alternativ auch in Arbeitsblatt 8 (vgl. Anhang, Seite 100) bearbeiten und dort direkt Ihre Antworten notieren:

- Wie oft lesen Sie einen zu lernenden Text?
- Lesen Sie diesen ein Mal am Stück durch oder in kleinen Einheiten?
- Wie finden Sie heraus, was an einem Text/im Lernstoff besonders wichtig ist?
- Markieren Sie für sich wichtige Textstellen? Wenn ja, wie?
- Machen Sie sich Notizen, und wenn ja, wie (direkt in den Text, auf Extra-Blätter, Karteikarten oder in ein Dokument am PC)?
- Wann machen Sie sich Notizen – parallel zum Lesen oder erst nachdem Sie den Gesamttext einmal gelesen haben?
- Wie verdeutlichen Sie sich komplexe Sachverhalte, wie z. B. mathematische Formeln oder theoretische Modelle mit vielen Faktoren?
- Wie merken Sie sich wichtige Dinge?
- Wie lernen Sie Stoff, der primär auswendig zu lernen ist, wie z. B. Vokabeln oder Fachbegriffe?
- Üben Sie, das Gelernte auch wiederzugeben, und wenn ja, wie?

Merke:

Es gibt eine Vielzahl von Lern- und Gedächtnistechniken und es ist wichtig zu wissen, dass es keine „richtigen“ und „falschen“ Lernstrategien gibt. Vielmehr ist es wichtig, dass Sie für sich selbst Strategien entwickeln und anwenden, die zum einen zum Lerngegenstand, zum anderen zu Ihrem persönlichen Stil des Lernens und Ihren Bedürfnissen passen. Mit dem Lerngegenstand ist gemeint, was eigentlich in der Prüfung erfragt und was gelernt werden muss. So sind z. B. für das Lernen von Vokabeln andere Strategien nützlich als für das kritische Beurteilen von bestimmten Aussagen eines längeren Textes. Mit dem Lernstil ist die persönliche Art der Aufarbeitung des Lernstoffs und das Aneignen von Wissen gemeint. So werden manchmal „Seh-“ und „Hör-Typen“ unterschieden: Erstere können gut lernen, was sie einmal aufgeschrieben oder grafisch skizziert sehen, während „Hör-Typen“ mehr davon profitieren, wenn der Lernstoff von ihnen selbst oder anderen gesprochen wird. Menschen unterscheiden sich auch darin, ob sie lieber handschriftlich oder am Computer arbeiten. Des Weiteren ist zu bedenken, ob ein Wechsel verschiedener Methoden für Sie günstig ist, z. B. weil das Lernen dann abwechslungsreicher wird, oder ob Sie besser bei einer gewählten Methode bleiben, weil Ihnen klare Strukturen beim Lernen helfen. Probieren Sie am besten für sich aus, welche Methoden Ihnen liegen!

Wir wollen Ihnen im Folgenden vier häufig eingesetzte Lernstrategien vorstellen. Darüber hinaus können Sie dieses Thema zusätzlich selbstständig vertiefen, indem Sie z. B. Kurse zum Thema Lernmethoden besuchen. Achtung: Planen Sie dies bitte früh genug ein; das Erlernen von Lernstrategien ist kein Ersatz für eine gezielte Prüfungsvorbereitung! Kurse zu Lernmethoden werden häufig an Beratungsstellen in den Universitäten und Hochschulen angeboten, finden sich aber auch in den Programmen von Volkshochschulen. Auch verschiedene Selbsthilfebücher stellen unterschiedliche Lernstrategien gut verständlich vor. Empfehlenswert sind unter anderem die Bücher von Metzig und Schuster („Lernen zu lernen: Lernstrategien wirkungsvoll einsetzen“) und Schuster und Dumpert („Besser lernen“). Die vollständigen Angaben zu diesen Büchern finden Sie in der Literaturliste im Anhang dieses Buches (vgl. Seite 81).

Die angesprochenen vier Lerntechniken bzw. -strategien, die wir hier etwas genauer darstellen möchten sind:
1. Effizient lesen mit der SQ3R-Methode.
2. Texte sinnvoll zusammenfassen.
3. Wissen strukturieren mit Mind-Maps.
4. Lernen durch Wiederholung: die Karteikastenmethode.

4.3.1 Effizient lesen mit der SQ3R-Methode

Ein Text kann auf verschiedene Weisen gelesen werden: Man kann als Leser den Text einmal gründlich am Stück durchlesen, man kann ihn nur überblättern, man kann nur hervorgehobene Textteile lesen usw.

SQ3R-Methode:

Eine Empfehlung aus der psychologischen Literatur ist die sogenannte *SQ3R-Methode* nach Robinson (1970). SQ3R steht für die Begriffe *S*urvey, *Q*uestion, *R*ead, *R*ecite und *R*eview (frei übersetzt mit: Überblick gewinnen, Frage stellen, Lesen und Verstehen, Inhalte zusammenfassen, Wiederholen).

Die Methode legt nahe, sich einen Text in fünf Schritten zu erschließen:
1. *Survey = Überblick verschaffen*
   In einem ersten Schritt verschafft man sich einen Überblick über den Text. Dazu gehört z.B. die Gliederung des Textes zu erkennen, was in der Regel im Text durch entsprechende Überschriften kenntlich gemacht ist. Falls diese grafisch nur wenig vom Text abgesetzt sind, ist es hilfreich, die Struktur durch z.B. farbige Markierungen zusätzlich hervorzuheben. Ebenso kann man sich einen ersten Eindruck über zentrale Inhalte verschaffen, indem man Tabellen und Abbildungen ansieht und sich deren Themen merkt.
2. *Question = Frage zum Text formulieren*
   Bevor das eigentliche Durcharbeiten des Textes beginnt, soll der Leser sich Fragen stellen, die sowohl auf die zentralen Inhalte des Textes als auch auf die eigenen Ziele des Lesens gerichtet sind. So sind z.B. auch für die Prüfungsvorbereitung häufig nicht alle Abschnitte eines Textes gleich wichtig. Auch das Ziel des Lesenden bestimmt, welche Fragen relevant sind, z.B. wenn gezielt nach Belegen oder Kritik einer bestimmten Theo-

rie gesucht wird, oder wenn die zentrale Aussage einer ausgewählten Passage bestimmt werden soll.

3. *Read = Text lesen*
   Erst nachdem Kernfragen formuliert wurden, beginnt das eigentliche Lesen des Textes. Dabei soll der Text auch gleichzeitig bearbeitet werden. Beispielsweise können mit einem Textmarker die wichtigsten Passagen markiert werden. Kleine Unklarheiten oder Verständnisschwierigkeiten werden zunächst markiert und am Ende eines vorher definierten Abschnitts bearbeitet. Größere Verständnisprobleme werden erst im übernächsten Schritt bearbeitet.
4. *Recite = Neue Information zusammenfassen*
   Im vierten Schritt erfolgen die Antworten auf die vorher formulierten Fragen. In diesem Schritt werden auch eventuelle schriftliche Zusammenfassungen angefertigt.
5. *Review = Erneute und abschließende Auseinandersetzung mit dem Text*
   Im letzten Schritt werden noch vorhandene Unklarheiten bearbeitet: Vielleicht hat sich durch das Zusammenfassen der Kernaussagen manche Frage geklärt? Ist die Unklarheit für das zentrale Verständnis des Texts wichtig oder kann die Bearbeitung verschoben werden? Welche Quellen oder Methoden müssen herangezogen werden, um die Frage zu klären?

4.3.2 Texte sinnvoll zusammenfassen

Zur Unterstützung des Lernens ist es sinnvoll, sich eigene schriftliche Materialien anzufertigen: Wissensinhalte, die aufgeschrieben wurden, werden leichter im Gedächtnis behalten, als solche, die nur gelesen wurden! Dies erklärt übrigens auch, warum Spickzettel hilfreich sind (auch wenn sie nicht mit in die Prüfung genommen werden können): Bereits beim Schreiben des Spickzettels muss man entscheiden, was wichtig ist und diese Inhalte dann kurz und knapp zusammenfassen.

Merke:

Beim Erstellen von Lernmaterialien ist jedoch darauf zu achten, dass sich Aufwand und Nutzen die Waage halten: Seien Sie nicht zu perfektionistisch – bzw. nur dann, wenn die Gesamtplanung der Prüfungszeit dafür wirklich viel Raum lässt!

Für die Abschätzung, wie ausführlich Ihre Notizen und Materialien sein sollen, ist es hilfreich, sich den Zweck der Notizen zu vergegenwärtigen:

- Meist geht es bei Zusammenfassungen darum, sich die wichtigsten und zentralen Punkte zu vergegenwärtigen. Dafür ist das sprachlich gute Ausformulieren meist nicht nötig.
- Soll die Niederschrift als Gedächtnisstütze dienen? Dann ist weniger mehr, d. h. es reicht in der Regel aus, die zentralen Begriffe und Wissensgebiete stichwortartig zu notieren.
- Soll die Niederschrift für eine ganze Arbeitsgruppe als Vorbereitungsmaterial dienen? In diesem Fall ist es meist günstiger, die Notizen mit dem Computer zu schreiben. Falls die Notizen nur von der Person selbst genutzt werden, ist zu prüfen, ob computergestützte oder handschriftliche Notizen schneller angefertigt werden und mit welchen Materialien die Person dann in der Lernphase besser und lieber arbeitet.

4.3.3 Wissen strukturieren mit Mind-Maps

Häufig sind Lerninhalte einer Struktur ähnlich, die z. B. Ober- und Unterthemen beinhaltet. Zur Veranschaulichung dieser Strukturen dienen sogenannte „Mind-Maps" (Assoziations-Diagramme). Darin werden die Beziehungen und Assoziationen zwischen verschiedenen Begriffen oder Wissensgebieten grafisch veranschaulicht und die Verbindung zwischen den Begriffen hierarchisiert und in Linienform dargestellt.

Mind-Map:

Zum Erstellen einer Mind-Map wird zunächst das zentrale Thema in die Mitte eines leeren Blattes geschrieben. Pro Untergebiet des zentralen Themas werden nun Hauptäste gezogen, die ebenfalls beschriftet werden. Diese können in einem folgenden Schritt einmal oder mehrmals weiter untergliedert werden. Die meisten Autoren empfehlen dabei, nicht mehr als sechs bis sieben Haupt- bzw. Unteräste zu zeichnen – dies erlaubt es, sich die entstandene Struktur auch gut zu merken.

Mind-Maps kann man sehr gut auf einem leeren Blatt Papier, ggf. mit farbigen Stiften erstellen. Es stehen auch eine Reihe von Computerprogrammen zur Verfügung, die zum Teil kostenlos im Internet verfügbar sind (z. B. www.inforapid.org/html/knowledgemap.htm oder www.winload.de/s/mind-map-freeware). Um ein möglichst schnelles und kreatives Arbeiten zu ermöglichen, ist jedoch zu empfehlen, zunächst Papier und Stifte und verschiedene Farben und Formen zu benutzen, um dann nur das Endprodukt für die Archivierung oder für die Nutzung in der Prüfungsvorbereitung per Computer „ins Reine" zu schreiben.

Ein Beispiel für eine Mind-Map zum Thema ausgewählter Abschnitte dieses Buches soll das Vorgehen veranschaulichen (vgl. Abbildung 2).

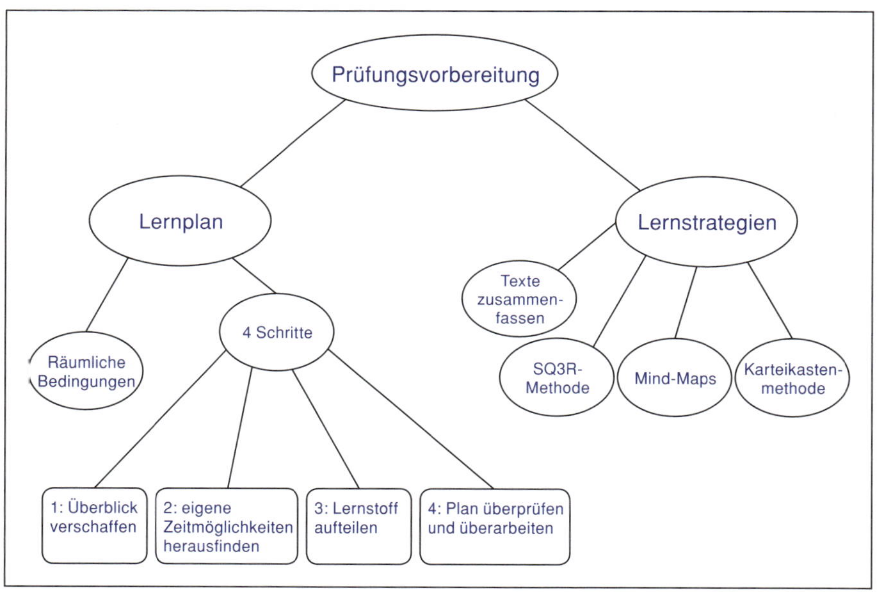

Abbildung 2: Beispiel für eine Mind-Map zum Thema Lernplan und Lernstrategien

4.3.4 Lernen durch Wiederholung: die Karteikastenmethode

Manche Lerninhalte erfordern das Auswendiglernen von Fakten, Vokabeln oder Formeln. Für solche Anforderungen stellt die Karteikastenmethode eine bewährte Technik dar.

Karteikastenmethode:

Dabei werden die zu lernenden Inhalte auf Karteikarten (in der Regel DIN A6 oder DIN A7) geschrieben. Auf die Vorderseite des Kärtchens wird der Erinnerungsanker notiert, der den eigentlichen Lerninhalt darstellt. Bei Vokabeln ist dies beispielsweise das deutsche Wort – auf die Rückseite schreibt man die entsprechende fremdsprachige Vokabel. Bei Formeln kann dies beispielsweise der Name der Formel sein, bei Jahreszahlen das Ereignis, dessen Jahreszahl gelernt werden soll. Die Karteikarten werden dann in einen Kasten einsortiert, der mehrere Fächer enthält. In jedem Lerndurchgang wird ein Stapel Kärtchen herausgenommen und einzeln nacheinander bearbeitet, indem zur einen Seite die richtige Gegenseite genannt werden muss. Durch Umdrehen des Kärtchens kann die Antwort kontrolliert werden. Nach dem ersten Durchgang werden die beherrschten Inhalte ein Kästchen weiter nach hinten sortiert, die noch nicht beherrschten Inhalte bleiben im ersten Teil des Kastens. Beim nächsten Durchgang wandern die jeweils beherrschten Inhalte wieder jeweils ein Kästchen weiter nach hinten bzw. verbleiben im jeweiligen Abschnitt des Karteikastens. Am Ende des Lerndurchgangs sollten sich alle Kärtchen im letzten Abschnitt des Kastens befinden.

Zur Verfestigung des Gelernten können in einer weiteren Phase immer wieder vereinzelt Kärtchen herausgenommen und dabei das Wissen überprüft werden. Um Reihenfolge-Effekte zu vermeiden, sollten die Kärtchen dann auch immer wieder neu gemischt werden.

Ähnlich wie für Mind-Maps existieren auch hier computerisierte Versionen für diese Lernmethode (z. B. www.mhst.net/cuecards2/default.aspx oder www.winload.de/download/110146/Schule,Bildung/Sprachen/Karteikasten.2.2.3.html). Weil die Karteikarten jedoch in der Lernsituation flexibler zu nutzen sind (z. B. kann gezielt nur ein Teil der Kärtchen für eine Zugfahrt herausgenommen werden) und unabhängig von technischen Hilfsmitteln sind, halten wir die Papierversion nach wie vor für die praktikablere Variante. Letztlich bestimmen jedoch die Vorlieben des Lernenden den Gebrauch von Lerntechniken und deren technischer Umsetzung. Falls sich Lernende durch ein Computerprogramm leichter motivieren lassen, sollte dieser Faktor mit in die Entscheidung für oder gegen die Nutzung entsprechender Programme einbezogen werden.

4.4 MODUL 4 – Ausgleich schaffen: Ein bisschen Spaß muss sein!

Im Kapitel 4.2.3 auf Seite 45 hatten wir bereits angesprochen, dass Lernpläne auch Pausen enthalten sollen und dass auf genügend Zeit zur Erholung vom Lernen zu achten ist. Besonders wenn die Prüfungsvorbereitung eine lange Zeit, d.h. mehrere Wochen und Monate umfasst, ist es wichtig, sich nicht zu überlasten, um bis zum Ende der Lernphase durchzuhalten und die Prüfung gut schaffen zu können. Wie sieht es damit bei Ihnen aus? Können Sie sich Ihre Kräfte gut einteilen? Gibt es Tätigkeiten und Aktivitäten, bei denen Sie in der Lernphase „auftanken" können?

Merke:

Grundsätzlich ist für Menschen ein ausgewogener Wechsel zwischen Anspannungs- und Entspannungszeiten wichtig. Es ist auf die Dauer schädlich, sich ausschließlich mit Arbeit zu beschäftigen. Auf der anderen Seite kann kaum ein Mensch immer entspannt sein bzw. wird ein gewisses Maß an Anspannung auch als angenehm erlebt. Es gibt keinen für alle gültigen, idealen Plan für eine Balance zwischen Arbeit, Lernen und Entspannung bzw. Ausgleich. Ebenso wie Menschen unterschiedliche Lieblingsgerichte haben, ermüden sie auch unterschiedlich schnell, brauchen unterschiedlich viele Pausen und können unterschiedlich lang unter hoher Konzentration arbeiten. Sie müssen also für sich selbst herausfinden, wie lange Sie arbeiten können, bevor die Konzentration sinkt und wie lange Sie mit welcher Lernstruktur Tage und Wochen der Prüfungsvorbereitung am besten bewältigen können.

In Kapitel 4.2.3 haben Sie bereits für sich geprüft und festgelegt, wann und wie Sie neben Ihren sonstigen Verpflichtungen Zeit zur Prüfungsvorbereitung haben. Eine Kategorie des dort verwendeten Arbeitsblatts 7 umfasst die Erholungs-und Freizeitaktivitäten.

Wenn Sie Schwierigkeiten haben, während Ihrer Lernphasen für Ausgleich zu sorgen, könnte der folgende Abschnitt für Sie hilfreiche Ideen liefern. Wir wollen drei Möglichkeiten des Ausgleichs bzw. zum Auftanken vorstellen:

1. Entspannung zum Abbau von Anspannung
2. Ausgleichende Aktivitäten
3. Selbstbelohnungen zur Motivierung und als Lernabwechslung

4.4.1 Entspannung zum Abbau von prüfungsbezogener Anspannung und Ängstlichkeit

Entspannungsverfahren sind Verfahren, die dazu eingesetzt werden, körperliche oder geistige Anspannung zu reduzieren. Bekannte Entspannungsverfahren sind z. B. die Progressive Muskelrelaxation nach Jacobson, das Autogene Training nach Schultz oder Techniken aus dem Yoga.

Merke:

Entspannungsverfahren können grundsätzlich mit zwei Zielsetzungen eingesetzt werden:
1) Zur Steigerung des allgemeinen Wohlbefindens, indem die generelle Anspannung gesenkt wird, oder
2) zum gezielten Einsatz in Momenten hoher Anspannung.

Im ersten Fall werden Entspannungsübungen häufig in einer langen Form eingesetzt und zu einer eher ruhigen Tageszeit und an einem ruhigen Ort durchgeführt. Im zweiten Fall soll die Fähigkeit, zu entspannen ausdrücklich in Momenten hoher Anspannung eingesetzt werden, um dem gezielt entgegenzuwirken. Die Entspannungsübung muss dann auch relativ schnell funktionieren, damit sie in der Situation sinnvoll wirken kann. Dies setzt jedoch voraus, dass die Person ein Entspannungsverfahren schon gut beherrscht und in der Lage ist, die erlernte Technik unter Belastungen (also auch während anstrengender Prüfungsvorbereitungszeiten) zielgerichtet einzusetzen. Eine weitere Voraussetzung ist das möglichst frühe Erkennen von Anspannungszuständen, so dass die Entspannungstechniken rechtzeitig eingesetzt werden können, das heißt bevor eine auf die Prüfung bezogene Angstattacke auftritt oder ein starker Erschöpfungszustand erreicht wird. Starke Angstzustände, wie sie z. B. häufig direkt vor der Prüfung auftreten, können jedoch meist nicht mit Entspannungstechniken allein komplett reduziert bzw. beendet werden. Hinsichtlich des Einsatzes von Entspannungsverfahren ist es also wichtig, sich realistische Ziele zu setzen.

Folgende Überlegungen können Ihnen helfen, die für Sie richtige Methode und einen guten Umgang mit Entspannungstechniken zu finden:

- Neigen Sie dazu, bestimmte Muskelgruppen bei Stress besonders anzuspannen?
  → Eine Entspannungstechnik, die gezielt dazu anleitet den Spannungszustand einzelner Muskelgruppen zu beeinflussen, könnte für Sie hilfreich sein, z. B. die Progressive Muskelrelaxation nach Jacobson.
- Fühlen Sie sich auch außerhalb von Prüfungszeiten häufig gestresst und angespannt?
  → Um dauerhaft erhöhter Anspannung entgegenzuwirken, ist der regelmäßige Einsatz von Entspannungsverfahren hilfreich.
- Haben Sie bereits ein Entspannungsverfahren erlernt, z. B. meditative Entspannung, Yoga oder Autogenes Training?
  → Je nachdem, welches Ziel Sie mit den Entspannungsübungen in Bezug auf die Prüfungsängste verfolgen, ist es sehr sinnvoll, das bereits Erlernte zu nutzen. Nur wenn Ihr erlerntes Verfahren beispielsweise nicht auf muskuläre Entspannung abzielt, sie aber eine Muskelentspannung brauchen, kann eine Erweiterung um entsprechende Techniken sinnvoll sein.
- Äußern sich Ihre Prüfungsängste hauptsächlich auf der gedanklichen und kaum auf der körperlichen Ebene?
  → Auch hier können körperbezogene oder meditative Entspannungsverfahren hilfreich sein. Durch die Konzentration auf die körperliche Entspannung kann auch gedankliche Entlastung erreicht werden.

Wenn Sie Techniken zur Muskelentspannung erlernen möchten, können Sie sich im Buchhandel beraten lassen. Viele Bücher enthalten zusätzlich CDs, auf denen die Entspannungsinstruktion oder entspannende Musik zur Verfügung gestellt wird. Entspannungsfertigkeiten können auch gut in Kursen gelernt werden, wie sie z. B. von Volkshochschulen angeboten werden. Des Weiteren bieten einige Krankenkassen für Ihre Versicherten Kurse an, in denen Entspannungstechniken gelehrt werden.

Merke:

Innerhalb der verschiedenen Entspannungstechniken gilt die Progressive Muskelrelaxation nach Jacobson (PMR) als besonders leicht zu erlernen. Andere Entspannungstechniken, wie z. B. das Autogene Training oder meditative Techniken, und Techniken der Stressreduktion sind ebenfalls bei Prüfungsängsten oder zu deren Vorbeugung gut geeignet. Wenn Sie ein Entspannungsverfahren neu erlernen, sollten Sie jedoch bedenken, dass hierfür regelmäßiges und anhaltendes Üben notwendig ist, bis Sie erste Erfolge spüren werden und solche Techniken bei Prüfungsängsten einsetzen können. Wichtig ist also, früh an das Erlernen einer solchen Technik zu denken und dabei am Ball zu bleiben!

4.4.2 Ausgleichende Aktivitäten

Neben Entspannungsverfahren sind sogenannte „ausgleichende Aktivitäten“ gut geeignet, um die notwendige Anspannung durch das Lernen gut zu verarbeiten. Je nach dem Grad der Anspannung und der Belastung, den man während des Lernens verspürt, sind Tätigkeiten mit höherer körperlicher Aktivität häufig besser geeignet, ein Gegengewicht zum Lernen herzustellen. Wer z. B. ganztags allein in der eigenen Wohnung lernt, kann möglicherweise besser in einem Fitness-Kurs mit anderen Menschen ein ausgleichendes Gegengewicht setzen als bei allein durchgeführten Entspannungsübungen. Personen, die ungern sitzen, profitieren möglicherweise besser von Aktivitäten wie Fahrradfahren oder Laufen.

Merke:

Es ist wichtig, dass Sie für sich selbst erforschen, welche Art von ausgleichenden Aktivitäten und/oder Entspannungsformen für Sie am besten passt. Dies können ja auch mehrere sein. Probieren Sie es aus!

Arbeitsblatt 9 (vgl. Anhang, Seite 102) enthält verschiedene Vorschläge, die eine Anregung zum Ausprobieren darstellen und Sie anregen können, Möglichkeiten für das Auffinden einer guten Balance zwischen Arbeit (Lernen) und sonstigen Aktivitäten zu finden.

Besonders anstrengende Lebensphasen wie die einer Prüfung bedürfen einer besonderen Sorgfalt im Umgang mit sich selbst und der Fürsorge für einen positiven Ausgleich. Hierzu gehört auch, sich selbst fortlaufend zu motivieren, was beispielsweise auch durch Selbstbelohnungen gelingt. Damit beschäftigt sich der nächste Abschnitt.

4.4.3 Gezielte Selbstbelohnungen zur Motivierung und als Abwechslung

Belohnungen auszuwählen und einzusetzen ist eine weitere wichtige Unterstützung für die Phase der Prüfungsvorbereitung. Im Gegensatz zu den ausgleichenden Aktivitäten sollen Belohnungen eingesetzt werden, um die Motivation während einer oft langen Zeit der Prüfungsvorbereitung aufrechtzuerhalten.

Vielleicht wenden Sie jetzt ein, dass doch die bestandene Prüfung Belohnung genug sein müsse?! Sicherlich ist eine (gut) bestandene Prüfung auch eine Art Belohnung.

Drei Gründe, sich auch „unterwegs" zu belohnen:

1. Der Prüfungstermin ist oft erst Monate nach dem Beginn der Prüfungsvorbereitung, so dass es notwendig ist, die Aktivitäten des Vorbereitens selbst zu belohnen. Daher ist es sinnvoll, Zwischenziele (zum Beispiel das Lernen eines Kapitels oder das Durcharbeiten eines Buches) zu definieren und nach dem Erreichen dieses Zwischenziels sich selbst eine angemessene Belohnung zuzuerkennen.
2. Die Prüfungsnote wird manchmal erst Wochen oder Monate nach dem Prüfungstermin bekannt gegeben, so dass der zeitliche Zusammenhang zur Lernphase längst verloren gegangen ist.
3. Das Bestehen der Prüfung hängt manchmal nicht nur von der eigenen Vorbereitung ab, z.B. wenn Prüfer als schwierig oder unberechenbar gelten. Dann wäre die bestandene Prüfung eine sehr ungewisse Belohnung.

Welche Belohnungen können jedoch in diesem Kontext sinnvoll sein? Wir wollen dabei im Folgenden einige Bespiele nennen: Achten Sie dabei auf Dinge, die Ihnen gut tun und die nicht viel Aufwand erfordern, z.B.:

- Ein halber oder gar ein ganzer „freier" Tag ohne Prüfungsvorbereitung,
- ein ausgedehntes Treffen oder eine Aktivität zusammen mit einer guten Freundin oder einem guten Freund,
- der Kauf von etwas, das nicht unbedingt nötig, aber sehr angenehm ist, z.B. eine luxuriöse Tafel Schokolade oder eine neue CD,

- ein „Verwöhnabend“, der je nach persönlichen Vorlieben geplant wird (z. B. Freunde zum Spielen einladen; an einem kulturellen Ereignis teilnehmen; jemanden bitten, für einen zu kochen; Essen gehen; ein Wellness-Abend in einer Sauna; etc.).

Merke:

Zu beachten ist: Eine Belohnung wirkt nur dann belohnend, wenn sie tatsächlich nur bei Erreichen des Zwischenziels umgesetzt oder ausgeführt wird! Wenn Sie sich beispielsweise eine CD sowieso in jedem Fall kaufen werden, ist der Belohnungswert für einen anstrengenden Lernabschnitt eher gering. Ebenso werden Belohnungen weniger wert, wenn Sie umgesetzt werden, auch wenn das Ziel nicht erreicht wurde.

Ebenso wie im Abschnitt vorher laden wir Sie dazu ein, für sich auszuprobieren, ob das Entwickeln und Durchführen von Belohnungen etwas sein könnte, das Ihnen hilft, die Zeit der Prüfungsvorbereitung gut oder besser als früher zu überstehen.

4.5 MODUL 5 – „Für diese Prüfung bin ich einfach zu blöd“ und andere hinderliche Gedanken

Bei der Beschreibung von Prüfungsängsten in Kapitel 1.1 (Seite 14 ff.) hatten wir bereits erläutert, dass neben den (Angst-)Gefühlen, den körperlichen Anspannungen und Beschwerden besonders auch belastende Gedanken und Sorgen einen weiteren wichtigen Anteil von Prüfungsängsten darstellen. Negative, selbstabwertende Gedanken sowie Fantasien über das eigene Versagen sind zentrale Besonderheiten von Angst vor Prüfungen.

Was genau als besonders gefährlich oder bedrohlich empfunden wird, ist von Person zu Person und von Situation zu Situation sehr unterschiedlich. Bei der Veränderung von Gedanken ist daher der erste Schritt, die eigenen Denkweisen und -inhalte genauer kennenzulernen. Häufig können dabei sogenannte „katastrophisierende Gedanken“ festgestellt werden.

Merke:

Katastrophengedanken sind solche, die viel stärker als der Situation angemessen die erwarteten negativen Konsequenzen einer Prüfungssituation, eines angenommenen Versagens, eines Nicht-Bestehens oder eines schlechten Prüfungsabschlusses beinhalten. Typischerweise konzentrieren sie sich nur auf den schlimmstmöglichen Ausgang der Situation und formulieren dies auf allumfassende Weise, z. B.: „Dein Leben wird total verpfuscht sein", „So eine Chance wirst du nie mehr bekommen" oder „Du bist ein totaler Versager", „Du wirst es nie schaffen".

In den folgenden Abschnitten werden wir zunächst Hilfestellungen dafür geben, wie man die besonders hinderlichen und katastrophisierenden Gedanken herausfinden kann und wie es gelingen kann, diesen Gedanken nicht zu viel Macht zu geben.

4.5.1 Wie lerne ich meine persönlichen Katastrophengedanken kennen?

Um katastrophisierende Gedanken zu verändern, ist es notwendig, möglichst genau herauszufinden, welches die Gedanken sind, die bei Ihnen persönlich in Zeiten von Prüfungen und bei Prüfungsängsten auftreten. Dies kann zunächst schwerfallen, weil wir nicht daran gewohnt sind, unsere Gedanken genau zu beobachten. Gedanken sind oft „einfach so" da und oft nicht leicht in Worte zu fassen. In der Regel kommen uns die eigenen Gedanken meist völlig selbstverständlich vor, und werden uns oft erst bewusst, wenn wir uns überlegen oder von anderen erfahren, welche anderen Denkweisen und Denkinhalte es auch noch geben könnte.

Gedanken zu beobachten kann man jedoch üben!

Möglicherweise haben Sie schon bei der Bearbeitung des Arbeitsblatts 1, in dem verschiedene Anteile von Prüfungsangst voneinander getrennt werden, erkannt, welches die Gedanken sind, die für Sie persönlich am schlimmsten sind, und welche bei Ihnen am häufigsten auftreten? Falls nicht, gibt es verschiedene Möglichkeiten bzw. Techniken, sich selbst bei der „Gedankendiagnostik" zu helfen.

Drei Techniken möchten wir Ihnen hier vorstellen und im Folgenden erläutern:

1. Situationsanalyse – die genaue Betrachtung der aktuellen Situation.
2. Das Wiedererkennen von Gedanken aus einer Liste.
3. Mit anderen über Gedanken sprechen.

Situationsanalyse: Die genaue Betrachtung der aktuellen Situation

Das genaue Betrachten einer Situation ähnelt der Bearbeitung des Arbeitsblatts 1. Darin hatten wir Sie gebeten, verschiedene Aspekte von Prüfungsangst zu notieren. Sie können dies für das Herausfinden der eigenen Gedanken noch erweitern, indem Sie die Frage „Was geht mir da eigentlich durch den Kopf?" erst stellen, wenn Sie sich eine Situation, in der Sie prüfungsängstlich waren, genau vorstellen. Dies kann die letzte Situation sein, in der es Ihnen so ging, aber auch eine Situation, die schon etwas länger zurückliegt, die Ihnen aber besonders gut im Gedächtnis geblieben ist. Mit der „Situation" ist meist nicht die Prüfung selbst gemeint, da ja Prüfungsängste in der Regel schon deutlich vor der Prüfung auftreten. Es könnte z. B. eine Situation sein, in der Sie bereits morgens mit einem mulmigen Gefühl in Bezug auf die Prüfung aufwachen, oder eine Situation während des Lernens, in der mitten im Lesen oder Schreiben plötzlich die Prüfungsängste sehr stark auftreten.

Situationsanalyse:

Versuchen Sie sich möglichst an eine ganz bestimmte Situation zu erinnern und rufen Sie sich so viele Begleitumstände wie möglich ins Gedächtnis, da dies hilfreich ist, die Gedanken in der Situation so genau wie möglich zu erinnern:

- Welche Tageszeit war es?
- Wo haben Sie sich in diesem Moment aufgehalten?
- Wie waren Sie gekleidet?
- War noch jemand anderes anwesend?
- Welche sonstigen wahrnehmbaren Einflüsse gab es (Geräusche, Gerüche, Licht; lief z. B. Musik oder wurde nebenan gekocht)?
- Was hatten Sie vorher an diesem Tag schon getan, was in der letzten Stunde vor der Zunahme der Angst, was genau und direkt davor?
- Wie war Ihre Stimmung?

Versuchen sie ein möglichst lebendiges Bild der Situation vor sich zu haben. Dann fragen Sie sich: „Was ging mir in dieser Situation durch den Kopf?“. Meist sind es nicht einzelne, klar in Worte fassbare Gedanken, sondern mehrere und auch durchaus verschiedene. Achten Sie zusätzlich darauf, sich selbst gestellte Fragen zu beantworten: Manche Menschen denken z. B. „Was, wenn ich die Prüfung nicht bestehe?“ Dieser Gedanke allein sagt uns noch nicht viel über die Prüfungsangst, denn erst die Antwort bestimmt, was Gegenstand der Angst ist. Eine nicht prüfungsängstliche Person könnte z. B. weiterdenken: „Wenn ich die Prüfung nicht bestehe, werde ich mich sehr ärgern. Aber ich weiß dann, wie eine Prüfung läuft und welche Wissenslücken ich hatte. Dann werde ich die nächste Prüfung sicher schaffen.“ Prüfungsängstliche Personen würden die Frage vielleicht eher so beantworten: „Wenn ich die Prüfung nicht bestehe, werden alle sehen, dass ich ein kompletter Versager bin.“ oder „Wenn ich die Prüfung nicht bestehe, kriege ich noch mehr Druck von meinen Eltern!“ oder „Wenn ich die Prüfung nicht bestehe, kann ich mir selbst nicht mehr in die Augen sehen.“

Diese Aufzählung leitet uns zur zweiten Möglichkeit über, Gedanken in Angstsituationen zu erkennen: das Wiedererkennen von Gedanken.

Wiedererkennen von Gedanken aus einer Liste

Manchmal ist es hilfreich, verschiedene Arten und Inhalte von Gedanken nacheinander durchzugehen, um für sich herauszufinden, was am ehesten auf einen selbst zutrifft.

Im Folgenden finden Sie eine Reihe von Gedanken, die häufig im Zusammenhang mit Prüfungsängsten auftreten:

- Wenn man mir ansieht, dass ich ängstlich bin, stehe ich vor dem Prüfer schlecht da.
- Mit einer möglicherweise schlechten Leistung enttäusche ich mich selbst am meisten.
- Wenn mein Umfeld nicht so hohe Erwartungen an mich hätte, käme ich mit dem Prüfungsstress viel besser zurecht.
- Mein Umfeld erwartet einfach von mir, dass ich mühelos durch alle Prüfungen komme.
- Wenn mein Körper nicht so viele Angstsymptome erzeugen würde, könnte ich die Prüfungssituation viel besser überstehen.

- Wenn man mir ansieht, dass ich ängstlich bin, stehe ich vor meinen Freunden, Bekannten oder den anderen in der Ausbildung/im Studium schlecht da.
- Ich muss einfach immer zu den Besten gehören, sonst bin ich von mir selbst enttäuscht.
- Das Bestehen dieser Prüfung ist entscheidend für meinen gesamten weiteren Lebensweg.
- Ich darf vor anderen keine Fehler zeigen.
- Ein schlechtes Abschneiden in der Prüfung zeigt, dass ich ein Versager bin.
- Ich bin den Anforderungen nicht gewachsen.
- Ich bin einfach nicht gut genug für diese Ausbildung/dieses Studium.
- Das schlimmste an Prüfungen ist die Peinlichkeit, wenn die Note nicht gut ist oder ich eine Frage nicht beantworten konnte.
- Niemand darf wissen, wie es mir eigentlich wirklich mit Prüfungen geht.
- Bestimmt fällt mir in der Prüfung nichts mehr ein und ich bekomme einen „Blackout".
- Ich kann mir den Prüfungsstoff einfach nicht merken.
- Die Prüfung wird eine totale Blamage und Katastrophe werden.

Sicher ist dies keine vollständige Liste. Gedanken können sehr vielseitig sein und haben oft einen besonderen, individuellen Stil. Die Liste soll Sie dazu anregen, möglichst ähnliche Gedanken bei sich zu entdecken und kann helfen, neue und besser passende Formulierungen für die eigenen Gedanken zu finden.

> Damit Sie leichter die möglicherweise bei Ihnen auftretenden Gedanken erkennen können, enthält Arbeitsblatt 10 (vgl. Anhang, Seite 104) nochmals die obige Liste mit häufig im Zusammenhang mit Prüfungsängsten auftretenden Gedanken. Im Arbeitsblatt können Sie für jeden Gedanken angeben, ob er „nie oder selten", „manchmal" oder „häufig oder immer" auftritt und sich so einfacher einen Überblick über für Sie wichtige Gedanken verschaffen.

Mit anderen über Gedanken sprechen

Die dritte Möglichkeit, seine eigenen Gedanken besser kennenzulernen, besteht darin, sich mit anderen Personen über die Gedanken zu unterhalten. Hierbei kann schon ein Austausch mit dem Partner oder der Partnerin, mit guten

Freunden oder mit Personen hilfreich sein, die in einer ähnlichen Prüfungssituation sind oder waren: „Du hast ja auch schon viele Prüfungen gemacht; wie ging es dir dabei? Ich muss dir sagen, dass ich da sehr ängstlich bin. Hättest du ein bisschen Zeit, damit wir uns über Prüfungsängste unterhalten können?"

Falls Sie sich gerade in einer psychotherapeutischen Behandlung wegen Ihrer Prüfungsängste befinden, werden in der Regel die Analyse von Gedanken und Befürchtungen um die Prüfung sowie damit verbundene Versagensängste thematisiert werden.

Sie können natürlich die genannten drei Möglichkeiten zum Herausfinden der eigenen Gedanken miteinander verbinden.

4.5.2 Hinderliche und hilfreiche Gedanken

Im nächsten Schritt möchten wir ausführlicher darauf eingehen, wie man katastrophisierende Gedanken verändern kann.

Merke:

Beim Verändern von Gedanken geht es nicht darum, sich „optimale" Denkweisen anzutrainieren oder sich bestimmte Gedanken „einzureden". Wir sprechen daher auch nicht von „richtigen" oder „falschen" Gedanken, sondern von Gedanken, die förderlich dafür sind, dass es Ihnen gut geht bzw. Gedanken, die dafür hinderlich sind. Dabei ist es auch wichtig zu beachten, dass die neuen, förderlichen Gedanken der Situation angemessen und nicht übertrieben positiv sind, wie z. B. sich entgegen aller Gefühle einzureden, man habe keine Angst.

Zum Neuformulieren von Gedanken können folgende Fragen nützlich sein:
- Ist dieser Gedanke für die Prüfungsvorbereitung hilfreich?
- Welche Wirkung hat dieser Gedanke auf mich? Fühle ich mich mit dem Gedanken eher gut und motiviert, oder blockiert mich der Gedanke, so dass ich mich entwaffnet und mutlos fühle?
- Ist dieser Gedanke logisch? Was spricht dafür, was spricht gegen die „Wahrheit" des Gedankens?

- Richte ich an mich selbst höhere Ansprüche als an andere Personen? Ist das fair?
- Gibt es Zeiten, in denen ich anders über die Prüfung denke?
- Wie würde mich ein guter Freund/eine gute Freundin unterstützen? Was würde er/sie zu meinen Gedanken sagen?

Tabelle 2 verdeutlicht dies an einigen Beispielen.

Tabelle 2: Hilfreiche Gedanken formulieren – Beispiele

Hinderlicher Gedanke	Kommentar	Hilfreicher Gedanke
„Ich schaffe das einfach nicht!“	Der Gedanke verallgemeinert zu sehr und konzentriert sich nur auf den negativen Aspekt der Situation.	„Ich bin sehr aufgeregt und habe Angst, aber ich kann mich auch mit Angstgefühlen anstrengen und versuche mein Bestes!“
„Alle anderen lernen schneller und leichter als ich. Ich bin einfach zu doof für diese Ausbildung.“	Der Gedanke verallgemeinert zu sehr und benutzt abwertende Formulierungen.	„Es gibt einige, denen das Lernen leichter fällt als mir. Dies bedeutet aber höchstens, dass ich mehr Zeit fürs Lernen aufwenden muss als andere und nicht, dass ich grundsätzlich für die Ausbildung ungeeignet bin.“
„Meine Eltern erwarten beste Leistungen von mir – immerhin finanzieren sie meine Ausbildung.“	Ist es überhaupt so, dass die Eltern dies erwarten? Zudem ist die Finanzierung durch die Eltern gesetzlich geregelt.	„Dass meine Eltern meine Ausbildung finanzieren ist sehr nett von ihnen; ist aber keine persönliche Gnade. Ich kann meine Dankbarkeit darin ausdrücken, dass ich mich anstrenge und das Studium wichtig nehme; bestimmte Noten aber kann ich nicht versprechen.“
„Wenn ich diese Prüfung nicht mit einer bestimmten Note bestehe, bin ich ein Versager.“	Diese Anforderung scheint nicht fair: Wäre dann nicht ein Großteil der Mitschüler/-studenten Versager?!	„Ich tue mir keinen Gefallen, wenn ich von mir bestimmte Noten fordere. Ich gebe im Studium mein Bestes und das darf ich mir positiv anrechnen.“

Tabelle 2: Fortsetzung

Hinderlicher Gedanke	Kommentar	Hilfreicher Gedanke
„Der Prüfer kann mich sicher nicht leiden und wird mich so prüfen, dass ich eine schlechte Note bekomme."	Der Gedanke konzentriert sich nur auf einen möglichen Ausgang.	„Vielleicht habe ich tatsächlich Pech und der Prüfer verhält sich ungerecht. Dagegen kann ich mich nur begrenzt wehren. Ich werde die Möglichkeiten der Prüfung trotzdem nutzen. Unabhängig davon weiß ich, dass die Note nur begrenzt etwas mit meinem tatsächlichen Wissen zu tun hat."
„Ich habe nicht genug gelernt!"	Vielleicht stimmt das sogar – aber dieser Gedanke ist nicht hilfreich dabei, möglichst ruhig in die Prüfung zu gehen.	„Ich habe große Angst nicht genug gelernt zu haben, ich habe mich aber gut vorbereitet. Ob ich tatsächlich alle Fragen beantworten kann, hängt auch davon ab wie fair die Fragen sind – ich für meinen Teil habe mich gut vorbereitet!"
„Ich werde sicherlich einen Blackout in der Prüfung haben!"	Auch das kann eintreten – aber es muss nicht. Es ist in der Regel hilfreicher, sich auf Dinge zu konzentrieren, die Sie selbst beeinflussen können.	„Falls ich tatsächlich einen Blackout in der Prüfung haben werde, habe ich verschiedene Möglichkeiten, dann damit umzugehen. Beispielsweise kann ich den Prüfer fragen, die Frage noch einmal neu zu formulieren. In einer schriftlichen Prüfung kann ich zu anderen Prüfungsteilen übergehen, zu denen mir zunächst mal mehr einfällt."

Manchen Menschen fällt es schwer, Gedanken neu zu formulieren oder zu hinterfragen. In diesen Fällen kann die Unterstützung durch andere Personen, z. B. andere Betroffene mit Prüfungsängsten, Freunde oder Therapeuten, eine wichtige Hilfe sein.

4.5.3 Einüben von neuen, hilfreichen Gedanken

Merke:

Das Formulieren und Sich-Klar-Werden über neue und hilfreichere Gedanken reicht in der Regel allein nicht aus, um in den Prüfungsangst-

Situationen tatsächlich stabil positiver oder zumindest nicht wiederholt negativ zu denken. Negative Gedanken sind in der Regel sehr hartnäckig. Dies liegt unter anderem daran, dass Gedanken oft sehr schnell und häufig automatisch ablaufen. Daher ist es meist notwendig, den negativen Gedanken immer wieder „die Zähne zu zeigen". Um Gedanken zu verändern, müssen wir uns also zunächst die „alten", hinderlichen Gedanken bewusst machen und dann durch die hilfreichen ersetzen.

Dies verlangsamt den üblichen Denkprozess zunächst und erscheint deswegen vielen zunächst künstlich oder komisch. Das merkwürdige Gefühl nimmt in der Regel ab, sobald die „neuen" Denkweisen ähnlich automatisiert ablaufen, wie vorher die „alten" Denkmuster. Vor allem anfangs werden Sie immer wieder dazu neigen, in die alten Muster zurückzufallen, da wie oben bereits gesagt Gedanken meist sehr schnell ablaufen. Hier hilft nur, immer wieder zu üben, sich Gedanken so schnell wie möglich bewusst zu machen und dann den Einsatz der veränderten Gedanken „dagegen" zu setzen. Hier kann es hilfreich sein, die hinderlichen und hilfreichen Gedanken in einem Protokoll festzuhalten.

Dazu können Sie das Arbeitsblatt 11 nutzen, das Sie im Anhang finden (vgl. Seite 106). Darin halten Sie in einer Spalte die hinderlichen Gedanken und die dadurch ausgelösten Gefühle fest und daneben die veränderten hilfreichen Gedanken und deren Konsequenz. Ein Beispiel im Arbeitsblatt veranschaulicht das Vorgehen.

Wenn Sie für sich herausgefunden haben, dass die belastenden Gedanken besonders häufig in speziellen Situationen auftreten, können Sie sich bereits im Vorfeld der Situation auf die veränderten Gedanken vorbereiten. Dies kann beispielsweise so aussehen: „Ich weiß, dass ich jetzt wieder an meinen Schreibtisch muss, um das nächste Kapitel zu lesen und zu lernen. Ich weiß, dass sich dann immer diese aufdringlichen Gedanken an Versagen und Misserfolg in meinen Kopf drängen. Ich lasse mich aber jetzt nicht davon beeinflussen und konzentriere mich auf den Text."

Vielleicht haben Sie – wie viele in dieser Situation – für sich herausgefunden, dass Sie dazu neigen, in Grübeleien zu verfallen, sobald Sie sich an den Schreibtisch setzen. Dann könnten Sie sich bereits beim Betreten des Raums daran erinnern, was günstigere Alternativgedanken wären. Ähnlich wie im Beispiel könnten häufige Gedanken in dieser Situation sein: „Diese

Prüfung schaffe ich sowieso nie“. Eine hilfreiche und der Situation angemessene Alternative könnte dagegen sein: „Am Anfang einer Lerneinheit habe ich häufig das Gefühl, dass ich diesen Berg nie schaffen werde. Aber ich habe immer wieder die Erfahrung gemacht, dass ich mir Lernstoff durchaus aneignen kann – wenn auch nicht alles auf einmal. Aber Schritt für Schritt werde ich mich durchaus gut auf die Prüfung vorbereiten können!“ Diesen Gedanken könnten Sie dann auf dem Weg zum Schreibtisch sozusagen hervorholen, um den automatisch ablaufenden negativen Versagensgedanken etwas entgegenzusetzen. Probieren Sie es aus. Es wird damit sicher leichter sein, sich an den Schreibtisch zu setzen.

Merke:

Wie gesagt: Das Verändern von Gedanken ist nicht leicht und erfordert Übung und Konstanz – aber es lohnt sich! Bleiben Sie dran!

4.6 MODUL 6 – Jetzt wird’s ernst: Umgang mit der Prüfungssituation

4.6.1 Gelerntes wiedergeben

Die Prüfung selbst besteht in der Regel darin, das Gelernte wiederzugeben oder anzuwenden – auch dies muss mit geübt werden! Je umfangreicher der Prüfungsstoff ist oder je mehr Prüfungen parallel vorbereitet werden, desto wichtiger ist das Üben des Wiedergebens.

Das Wiedergeben von Erlerntem kann auf verschiedene Weisen erfolgen, z. B.:

- in einer schriftlichen Prüfung zu Fragen Stellung nehmen,
- in einer schriftlichen Prüfung die richtige(n) Antwortalternative(n) ankreuzen,
- in einer mündlichen Prüfung Fragen beantworten,
- in einer mündlichen Prüfung einen ganzen Themenkomplex referieren oder
- in einer praktischen Prüfung Dinge umsetzen.

Je nachdem, auf welche Art das Gelernte erfragt wird, sollte dies bereits in der Prüfungsvorbereitung mit einbezogen werden. Beziehen Sie daher in die Planung zur Prüfungsvorbereitung ein, in welcher Präsentationsform das Gelernte von Ihnen verlangt wird. So können Sie bereits in der Lernphase auch immer wieder üben, das Gelernte auch in der richtigen Form wiederzugeben.

4.6.2 Umgang mit Problemsituationen in der Prüfung

Eine der am häufigsten gefürchteten Situationen in einer Prüfung sind die sogenannten „Blackouts", in denen man das Gefühl hat, plötzlich gar nichts mehr zu wissen. Sie treten häufiger in mündlichen als in schriftlichen Prüfungen auf. Auch der Eindruck, eine Frage gar nicht zu verstehen, oder der Umgang mit dem Verhalten des Prüfers, das als unfair oder abwertend empfunden wird, sind Thema des folgenden Abschnitts.

4.6.2.1 Was mache ich, wenn ich einen Blackout habe?

Blackouts werden als Situationen beschrieben, in denen „plötzlich alles weg" ist – man hat das Gefühl, überhaupt nichts mehr zu wissen. Solche Situationen treten typischerweise unter hoher Anspannung auf. Besonders schwierig in Blackout-Situationen ist das Gefühl, dass einem der abgefragte Inhalt unbedingt einfallen müsste. Je intensiver man seine Gedächtnisinhalte durchforstet, desto stärker wird das Gefühl, dass nun alles Gelernte nicht mehr zur Verfügung steht.

Wir empfehlen daher, in Blackout-Situationen gar nicht erst zu versuchen, das gerade abgefragte Wissen doch zu nennen, sondern auf möglichst andere Inhalte auszuweichen.

Drei Gründe, die für das Ausweichen auf andere Inhalte sprechen:

1. Mit dem Alternativthema durchbrechen Sie den Teufelskreis zwischen der Suche nach dem „vergessenen" Wissen und der immer stärker steigenden Anspannung, wenn Ihnen der Wissensinhalt doch nicht sofort einfällt.

2. Meist treten zusätzlich zur Suche nach dem „verschwundenen“ Wissen Katastrophengedanken auf, wie z. B. „Ich werde gleich überhaupt nichts mehr wissen.“, „Ich bringe gleich kein Wort mehr heraus.“, „Diese Prüfung wird total in die Hose gehen und ich kann meinen Abschluss vergessen.“ Diese Gedanken tragen zusätzlich zum Steigen der Anspannung bei.
3. Da die Zeit in einer Prüfung in der Regel begrenzt ist, ist es günstiger, die Zeit dafür zu nutzen, dem Prüfer zu demonstrieren, dass man etwas gelernt hat, anstatt nach genau diesem Inhalt zu suchen. Eventuell können Sie sogar für diesen Fall ein Thema vorschlagen, das Sie vorbereitet haben und in dem Sie sich gut auskennen?

Falls möglich, sollten Sie Ihr Verhalten vorher mit dem Prüfer absprechen. Am besten Sie tun das in einer Vorbesprechung, die viele Prüfer anbieten. Notfalls können Sie das zu Beginn der Prüfung noch kurz ansprechen. Dies könnte z. B. so lauten: „Ich habe große Angst davor, in der Prüfung einen Blackout zu haben. Damit ich in der Prüfung nicht panisch werde, möchte ich Sie bitten, dass wir das Thema wechseln, wenn so etwas passiert. Es wäre mir lieb, wenn sie dann entweder eine andere Frage stellen oder ich könnte von meiner Seite aus etwas referieren, das ich gelernt habe. Das würde mir erleichtern, mich wieder zu beruhigen. Wäre das für Sie in Ordnung?“ Natürlich hat der Prüfer das Recht, diesen Vorschlag abzulehnen, z. B. mit dem Argument, dass er befürchte, dass dann plötzlich alle Prüflinge bei Wissenslücken mit Blackouts argumentieren. Andererseits ist für Prüfer die Situation eines Blackouts, in der eine längere Pause entsteht, auch sehr unangenehm, so dass viele dem Vorschlag gern folgen werden.

4.6.2.2 Umgang mit Wissenslücken

Wenn Sie in einer Prüfung eine Frage nicht beantworten können, kann das verschiedene Ursachen haben:
- Sie haben den Stoff zwar gelernt, aber gerade einen Blackout.
- Sie haben viel gelernt, aber der Prüfer trifft gerade eine der winzigen Lücken im Gelernten.
- Sie haben von vornherein „auf Lücke“ gelernt.
- Sie sind schlecht auf die Prüfung vorbereitet.

- Der Prüfer fragt absichtlich Stoff ab, der gar nicht Gegenstand der Prüfung ist, z. B. weil er herausfinden möchte, ob jemand über den vereinbarten Rahmen hinaus über Wissen verfügt oder weil er prüfen will, wie Sie mit Fragen umgehen, die Sie eigentlich gar nicht beantworten können.
- Der Prüfer hält sich nicht an vorher verabredete Begrenzungen des Lernstoffs.

Entsprechend gibt es auch verschiedene Möglichkeiten des Umgangs mit Wissenslücken:
- Tun Sie so, als ob es bei der Frage ein Verständnisproblem gäbe und leiten Sie zu einem Thema über, bei dem Sie wieder sicherer im Stoff sind: „Ich bin mir nicht sicher, ob ich Ihre Frage ganz verstanden habe: Sie sprechen vermutlich XYZ an – dazu wäre Folgendes zu sagen: ..."
- Geben Sie einen Teil Unsicherheit zu, aber bieten Sie eine Möglichkeit an, wie die Frage beantwortet werden könnte: „Ich habe jetzt die konkreten Grundlagen nicht parat; wenn ich jedoch davon ausgehe, dass YXZ, würde ich die Frage folgendermaßen beantworten: ..."
- Geben Sie das Unwissen offen zu: „Ich kann diese Frage leider nicht beantworten – ich weiß, worauf Sie hinauswollen, ich bekomme die Details aber gerade nicht zusammen." Falls es sich inhaltlich anbietet, kann ein ähnliches Thema angeboten werden: „... Ich könnte Ihnen allerdings als ein ähnliches Themengebiet YVZ anbieten: Da wäre es bezüglich Ihrer Frage folgendermaßen: ..."
- Sollte gar kein Wissen zum entsprechenden Thema vorhanden sein, kann es besser sein, dies offen anzusprechen („Es tut mir leid, da haben Sie mich gerade auf dem falschen Fuß erwischt. Mit ABC habe ich mich gar nicht beschäftigt; könnten Sie bitte zu einem weiteren Thema übergehen?"). Dies vermindert das Risiko durch Raten oder falsche dumpfe Erinnerungen viel Zeit mit diesem Thema zu verbringen und so einen schlechten Eindruck beim Prüfer noch zu festigen.

Für den Umgang mit solchen Situationen gibt es sicher keine Patentlösung. Ein allgemein wirksames „Rezept" für den Umgang mit Wissenslücken in Prüfungssituationen gibt es nicht. Nicht zuletzt spielen dabei ja auch der Prüfungsstil des Prüfers und dessen Umgangsstil eine wesentliche Rolle. Manche Prüfer bestehen darauf, genau die gestellte Frage beantwortet zu bekommen. In diesem Fall wäre es weniger günstig, andere Wissensinhalte anzubieten. Manchmal kann man durch die Prüfungsberichte von anderen erfahren, was der Prüfer für Vorlieben oder Eigenarten hat. Letztlich wird man die Situation jedoch nie vollständig vorbereiten können.

Merke:

In der Prüfung selbst ist für Sie die wichtigste Aufgabe: Ruhe bewahren! Wenn Sie eine Frage nicht beantworten oder einen Wissensinhalt nicht wiedergeben können, ist das für die Prüfung und deren Note nicht förderlich – aber jetzt nicht mehr zu ändern. Je besser Sie es schaffen, ruhig zu bleiben, desto größer die Chance bei den weiteren Fragen konzentriert zu bleiben und sie zu beantworten. Das ist sicher leichter gesagt als getan – aber dennoch sollte es das Ziel sein, bei Wissenslücken möglichst gelassen zu bleiben.

Manche Personen finden es hilfreich, sich vorher Sätze zu überlegen, die sie dann zu sich sagen können, z. B.

- „Es ist in Ordnung, wenn ich nicht alles weiß."
- „Es ist völlig normal, nicht alle Fragen beantworten zu können."
- „Ich habe mich gut vorbereitet und gebe in der Prüfung mein Bestes."
- „Ich bin sehr nervös und da ist es normal, dass mir nicht alles so gut einfällt wie in Ruhe zu Hause. Ich kann nicht mehr tun, als mich anzustrengen."

4.6.2.3 Umgang mit unfairem Verhalten des Prüfers

Manche Prüfer verhalten sich in der Prüfungssituation unfair, z. B. indem sie bei Antworten gelangweilt oder entsetzt gucken oder die Antworten gleich bewerten „Ja, so ein Quatsch!" oder „Das meinen Sie doch nicht wirklich, oder?"

Die Prüfungssituation ist vermutlich nicht der richtige Moment, um solch ein Verhalten als unangemessen kenntlich zu machen – nicht, weil man solch ein Verhalten immer akzeptieren müsste, sondern weil man in der Prüfungssituation sowieso nervös und angespannt und klar vom Prüfer abhängig ist. Ob es sinnvoll ist, solch ein Prüferverhalten anzusprechen, kann sicher nicht für alle Situationen gleichermaßen gesagt werden: Wenn Ihr Prüfer sich bewusst unfair verhält und z. B. als Despot bekannt ist, könnte es sein, dass der Konflikt durch Ihre Reaktion noch eskaliert und Sie sich auf Auseinandersetzungen gefasst machen müssen. Dies kann durchaus eine angemessene Reaktion auf solches Prüferverhalten sein, sollte aber gut vorbereitet sein, z. B. indem Sie direkt nach der Prüfung ein Gedächtnisprotokoll verfassen oder am besten gleich Kommilitonen bitten, Sie mit in die Prüfung zu begleiten. Vielleicht ist dem Prüfer auch gar nicht bewusst, dass er sich unfair verhält oder Sie sind durch die Aufregung besonders sensibel? Dies können Sie in der Regel besser entscheiden, wenn Sie nicht aufgeregt sind und sich nicht in einer Bewertungssituation befinden.

Merke:

Daher gilt auch hier: Ruhe bewahren! Sie müssen nicht während der Prüfung alle möglichen Schritte gegen unfaires Verhalten durchdenken und sich entscheiden. Versuchen Sie, die unfairen Verhaltensweisen so weit wie möglich auszublenden und sich auf die tatsächlichen Prüfungsinhalte zu konzentrieren.

Auch hier können Merksätze hilfreich sein, wie z. B.:
- „Lass den Prüfer doch gucken wie er will – vielleicht kann er nicht anders."
- „Ich konzentriere mich auf die Fragen und tue mein Bestes."
- „Ich habe mich gut vorbereitet. Kein Mensch kann alle Fragen beantworten."

4.6.3 Planung des Prüfungstages

Prüfungen sind anstrengend. Dies trifft besonders zu, wenn Sie neben der Prüfungsleistung an sich, d. h. dem Beantworten von Fragen und Aufgaben, auch noch mit Prüfungsängsten umgehen müssen.

Sie haben sich auf die Prüfung vorbereitet, indem Sie gelernt haben und indem Sie im Vorfeld geübt haben, mit ängstigenden Gedanken und Körpergefühlen umzugehen.

Sorgen Sie daher auch am Prüfungstag für sich, indem Sie sich auf die Anstrengung vorbereiten.

Vorbereitung des Prüfungstages:

- *Zeit überbrücken:* Je nachdem, wann die Prüfung stattfindet, haben Sie einige Stunden Zeit bis zur Prüfung. Entscheiden Sie vorher, was Ihnen dann vermutlich gut tut und planen Sie entsprechend. Sind Sie vor der Prüfung lieber allein? Hilft Ablenkung? Wenn ja, wodurch können Sie sich gut ablenken? Hören Sie gerne Musik? Oder hilft Ihnen Bewegung und Sport? Ablenkung durch Lesen oder indem Sie etwas mit anderen unternehmen? Wenn ja, wer ist gut geeignet, um Ihnen zu helfen, mit der Aufregung umzugehen?
- *Lernen beenden:* Lernforscher empfehlen, nicht bis zur letzten Minute zu lernen.
- *Konkrete Vorbereitungen:* Was werden Sie zur Prüfung anziehen? Wann müssen Sie losfahren? Wollen Sie lieber erst in letzter Minute in den Prüfungsraum gehen oder schon vorher Mit-Prüflinge treffen?
- *Nicht in Panik geraten:* Sie werden am Prüfungstag vermutlich nicht ruhig sein. Es kann auch durchaus sein, dass Sie in den Nächten vorher schlecht schlafen und sich müde und abgeschlagen fühlen. Die Aufregung in der Prüfungssituation führt jedoch in der Regel dazu, dass Sie in der Prüfung selbst zu großer Leistungsanstrengung fähig sind. Und selbst wenn Sie in der Prüfung die Müdigkeit spüren sollten: Guter Schlaf kann nicht erzwungen werden – sonst hätten Sie dies in den letzten Nächten sicher getan!

4.6.4 Nach der Prüfung

Nach der Prüfung können ganz unterschiedliche Gefühlszustände auftreten: Manche Menschen sind direkt nach einer Prüfung müde und kaputt, andere sind durch die bei Aufregung und Anstrengung ausgeschütteten körpereigenen Botenstoffe (z.B. Adrenalin) noch eine Weile aufgeregt und „hibbelig“. Viele Menschen beschäftigen sich auch nach der Prüfung noch mit den Fragen und ärgern sich über Dinge, die in der Prüfung nicht so gut geklappt haben.

In manchen Fällen kann das „Nachbearbeiten“ der Prüfung jedoch überhand nehmen: Manche Menschen neigen dazu, die Situation wieder und wieder durchzugehen und dabei in zunehmendem Maße auf die negativen Aspekte der Situation abzuzielen, z. B. auf Fragen, die man im Nachhinein besser hätte beantworten können, Formulierungen, die ungenau waren oder Situationen, in denen man Dinge gesagt oder geschrieben hat, die einem nun peinlich falsch vorkommen.

Bis zu einem gewissen Grade ist dieses „Nachbearbeiten“ normal und kommt bei allen Menschen nach wichtigen Ereignissen vor.

Merke:

Wenn die Nachbearbeitungsschleifen sich jedoch zunehmend verstärken und Ihnen die Prüfungsleistung im Nachhinein immer schlechter vorkommt, sollten Sie das Nachdenken über die Situation stoppen. Wenn Sie diese Tendenz schon bei sich beobachtet haben, sollten Sie besonders darauf achten, nicht in dieses Denkmuster zu geraten.

Dies können Sie tun, indem Sie entweder alles Nachdenken über die vergangene Prüfung unterbinden, sobald Sie sich bei solchen Gedanken ertappen, oder – falls dies nur schwer möglich ist – indem Sie den negativen bewusst positive Gedanken entgegensetzen, wie z. B.:

- „Sicher habe ich nicht alles gewusst oder gekonnt, aber ich habe in der Situation so gut gearbeitet wie es mir möglich war.“
- „Es ist normal, nicht alles zu wissen und zu können – ich darf von mir nichts Übermenschliches fordern!“
- „Dafür, dass ich sehr aufgeregt war, habe ich eine gute Leistung erbracht! Es wäre nicht fair, mich mit anderen zu vergleichen, die viel ruhiger als ich in eine Prüfung gehen!“
- „Durch das Nachgrübeln ändere ich nichts an der Situation, sondern erreiche nur, dass ich mich nach der Prüfung auch noch schlecht fühle. Ich lasse mir durch solche Gedanken nicht meinen Erfolg vermiesen, trotz großer Ängste zur Prüfung gegangen zu sein!“
- „Ich habe in der Prüfung nicht nur wie alle anderen Prüflinge die Wissensfragen beantwortet, sondern zusätzlich noch geübt, mit meinen Prüfungsängsten umzugehen. Das ist eine gute Leistung! Stück für Stück werde ich mit meinen Ängsten immer besser umgehen können – Ich kann lernen meine Prüfungsangst zu verlieren!“

Abschluss:

So! Wir sind jetzt am Ende des Buches angelangt und wir als Autoren hoffen ebenfalls, dass wir diese „Prüfung“ gut bestanden haben. In diesem Fall sind Sie die Prüferinnen und Prüfer. Sie dürfen ruhig streng sein und uns Rückmeldung darüber geben, ob es uns gelungen ist, Ihnen bei Ihren Prüfungsvorbereitungen zu helfen und Hilfestellungen zu geben, damit Sie hoffentlich weniger Angst haben mussten.

Wir hoffen, dass Sie von unseren Anregungen für Ihre Prüfungsvorbereitung und Ihren Umgang mit Prüfungsängsten profitieren konnten und wünschen Ihnen viel Glück für Ihre Prüfung und Zufriedenheit mit dem Erreichten!

Sie erreichen uns per E-Mail unter Lydia.Fehm@hu-berlin.de bzw. unter fydrich@hu-berlin.de und per Post unter folgender Adresse: c/o Zentrum für Psychotherapie an der Humboldt-Universität zu Berlin (ZPHU), Klosterstraße 64, 10179 Berlin

Anhang

Literatur

Fehm, L. & Fydrich, T. (2011). *Prüfungsangst* (Fortschritte der Psychotherapie, Band 44). Göttingen: Hogrefe.

Metzig, W. & Schuster, M. (2009). *Lernen zu lernen: Lernstrategien wirkungsvoll einsetzen*. Berlin: Springer.

Schuster, M. & Dumpert, H.-D. (2007). *Besser lernen*. Berlin: Springer.

Wichtige Adressen

An allen Universitäten gibt es Studienberatungsstellen, die sich auch mit Prüfungsängsten befassen. Auch die Studentenwerke bieten häufig Beratungs- oder Behandlungsangebote für Prüfungsängstliche. Informieren Sie sich auf den Internetseiten Ihrer Hochschule.

Selbsthilfegruppen: In größeren Städten werden Selbsthilfegruppen häufig durch städtische Einrichtungen koordiniert, so dass Sie an zentraler Stelle Informationen darüber bekommen können, ob es in Ihrer Stadt und vielleicht sogar in Ihrer Nähe eine Selbsthilfegruppe zum Thema Prüfungsangst gibt.

Internet-Adressen, die gut und übersichtlich den aktuellen Wissensstand zur Prüfungsangst zusammenfassen, sind:
- http://www.uni-protokolle.de/pruefungsangst.php
- http://arbeitsblaetter.stangl-taller.at/EMOTION/Pruefungsangst.shtml
- http://www.fu-berlin.de/studienberatung/psychologische_beratung/texte/pruefungsangst.html

Arbeitsblätter

Arbeitsblatt: Wie äußern sich Prüfungsängste bei mir? 1

Beantworten Sie folgende Fragen:

Wie lange vor einem Prüfungstermin beginnen bei mir die Ängste?

____

____

____

Wann sind die Ängste am schlimmsten? Während der Vorbereitung oder während der Prüfung?

____

____

____

Machen mir schriftliche oder mündliche Prüfungen mehr Angst?

____

____

____

Welche Gefühle herrschen während der Prüfungsängste vor? Wie unterschiedlich sind diese in der Vorbereitungszeit verglichen mit der Prüfungssituation selbst?

____

____

____

Arbeitsblatt:
Wie äußern sich Prüfungsängste bei mir? (Fortsetzung) 1

Welche Gedanken treten auf, wenn ich Angst habe?

Welche körperlichen Anzeichen nehme ich wahr, gegebenenfalls auch zu unterschiedlichen Phasen der Vorbereitung bzw. während der Prüfung?

Welche Verhaltensweisen zeige ich während der Vorbereitung?

Habe ich wegen der Ängste schon Prüfungen abgesagt?

Arbeitsblatt: Ausprägung und Folgen meiner Prüfungsängste

2

Meine Prüfungsängste beginnen oft schon Wochen und Monate vor dem eigentlichen Prüfungstermin.	☐ ja	☐ nein
Angehörige, Freunde, Mitschüler oder Mitstudierende haben mich schon wegen meiner ausgeprägten Ängste angesprochen.	☐ ja	☐ nein
Ich habe schon mehr als einmal einen Prüfungstermin wegen Ängsten abgesagt oder verschoben.	☐ ja	☐ nein
Meine Prüfungsängste sind manchmal so stark, dass sie sich wie Panik anfühlen.	☐ ja	☐ nein
In der Prüfung werden die Ängste so stark, dass ich mich kaum konzentrieren kann und ich immer deutlich weniger sagen oder schreiben kann, als ich noch kurz vorher wusste.	☐ ja	☐ nein
Meine Prüfungsängste werden von ausgeprägten körperlichen Zuständen, wie z. B. Schlafstörungen oder Magen-Darm-Problemen, begleitet.	☐ ja	☐ nein

Arbeitsblatt: Andere mögliche Problembereiche erkennen

3

Ich habe starke Angst davor, dass andere Menschen etwas Schlechtes über mich denken könnten. Daher bin ich im Zusammensein mit anderen eher zurückhaltend, sage selten etwas und möchte nicht auffallen.	☐ ja	☐ nein
Ich war schon immer ein sehr schüchterner Mensch, der am liebsten für sich allein war.	☐ ja	☐ nein
Die Vorstellung, dass andere mich in irgendeiner Weise negativ bewerten könnten, finde ich bedrohlich und angstauslösend.	☐ ja	☐ nein

→ Wenn Sie mehr als einmal mit „ja“ geantwortet haben, leiden Sie eventuell an einer Sozialen Phobie.

Meine Stimmung ist häufig und lang anhaltend gedrückt, ich bin oft traurig und niedergeschlagen.	☐ ja	☐ nein
Ich kann mich zu Aktivitäten und Aufgaben nur schwer aufraffen, sogar zu Dingen, die mir eigentlich Spaß machen.	☐ ja	☐ nein
Im Vergleich zu anderen sehe ich immer eher die Nachteile oder schlimmen Folgen einer Situation.	☐ ja	☐ nein

→ Wenn Sie mehr als einmal mit „ja“ geantwortet haben, leiden Sie eventuell an einer Depression.

Ich grüble viel und langanhaltend über alle möglichen Alltagsthemen und kann damit schwer aufhören.	☐ ja	☐ nein
Meine Gedanken und Sorgen drehen sich oft im Kreis.	☐ ja	☐ nein
Ich bin häufig sehr angespannt und schreckhaft.	☐ ja	☐ nein

→ Wenn Sie mehr als einmal mit „ja“ geantwortet haben, leiden Sie eventuell an einer Generalisierten Angststörung (lang andauernde Ängstlichkeit und sorgenhaftes Grübeln)

Arbeitsblatt: Mögliche Einfluss- und Entstehungsfaktoren auf meine Prüfungsangst

4

Wie ängstlich sind bzw. waren meine Eltern? Wie sind die Eltern mit Prüfungssituationen umgegangen?

____

____

____

Wie sind meine Eltern und/oder andere Bezugspersonen mit mir als Prüfling umgegangen? Haben sie mir etwas zugetraut und das Gefühl vermittelt, dass ich die Herausforderung bewältigen werde?

____

____

____

____

Gab es negative Erlebnisse mit Prüfungen, wie z. B. ein unfairer Prüfer oder eine unerwartet schwere Prüfung?

____

____

Haben die Ängste plötzlich begonnen oder sind sie allmählich stärker geworden?

____

____

____

Arbeitsblatt: Mögliche Einfluss- und Entstehungsfaktoren auf meine Prüfungsangst (Fortsetzung) 4

Wie bedeutsam ist die anstehende Prüfung für mich? Wie wichtig ist die Abschlussnote?

Welchen Stellenwert hat diese Prüfung im Rahmen meiner Ausbildung?

Bin ich mit den Studieninhalten und/oder dem Lerntempo überfordert?

Neige ich dazu, die Prüfungsergebnisse übertrieben negativ zu sehen?

Gehe ich oft davon aus, dass alles sowieso nur schief gehen kann?

Haben Prüfungen einen sehr hohen Stellenwert für mein Selbstbild?

Arbeitsblatt: Mögliche Einfluss- und Entstehungsfaktoren auf meine Prüfungsangst (Fortsetzung) 4

Glaube ich, dass Noten viel über mich als Person aussagen?

Wie gehe ich mit der Prüfungsvorbereitung um? Weiß ich, was ich tun muss, um mich optimal auf eine Prüfung vorzubereiten (Lernstoff aufbereiten, Vorbereitung auf den Abruf des Wissens in der Prüfungssituation)?

Setze ich mein Wissen über Lern- und Prüfungsstrategien auch um?

Arbeitsblatt: Motivationsklärung **5**

Trägt das Bestehen der Prüfung dazu bei, dass ich meinem nächsten (beruflichen oder Ausbildung-)Ziel ein Stück näher komme? (z. B. Bestehen eines Studienmoduls oder eines Ausbildungsabschnitts)

____

____

____

Was habe ich davon, wenn ich dieses nächste (Teil-)Ziel erreiche?

____

____

____

Was bedeutet es, wenn ich dieses (Teil-)Ziel nicht erreiche?

____

____

____

Welchem Gesamtziel dient das Bestehen der bevorstehenden Prüfung? (z. B. Studienabschluss, berufliche Qualifikation)

____

____

____

Arbeitsblatt: Motivationsklärung (Fortsetzung) 5

Wie wichtig ist mir dieses Ziel und wie viel bin ich bereit, dafür aufzuwenden?

Was muss ich konkret in den nächsten Wochen, Monaten und Jahren für die Erreichung dieses Ziels aufwenden? (Denken Sie dabei sowohl an die zeitliche und finanzielle Belastung als auch an den Verzicht auf bestimmte Dinge, wie z. B. Zeit für Freunde, Hobbies, andere mögliche Ausbildungen)

Gibt es andere, vielleicht leichtere, schnellere oder „billigere" Wege, mein Gesamtziel zu erreichen?

Welche möglichen Alternativen für meinen (beruflichen) Lebensweg gibt es?

Arbeitsblatt: Entscheidungen abwägen

6

Mein Ziel ist: ____________________

		Ich verfolge mein Ziel weiter	Ich gebe dieses Ziel auf
Positive	Folgen in den nächsten Wochen		
	Folgen in den nächsten Jahren		

Arbeitsblatt: Entscheidungen abwägen (Fortsetzung)

6

		Ich verfolge mein Ziel weiter	Ich gebe dieses Ziel auf
Negative	Folgen in den nächsten Wochen		
	Folgen in den nächsten Jahren		

Arbeitsblatt: Beobachtungsbogen

7

Datum: ______________________

Uhrzeit	Tätigkeit	Dauer (Min.)	Bereich (P/S/A/E)

Arbeitsblatt: Beobachtungsbogen (Fortsetzung) 7

Uhrzeit	Tätigkeit	Dauer (Min.)	Bereich (P/S/A/E)

Summen über den Tag hinweg:

Zeit für Prüfungsvorbereitung (**P**): ___ Min.

Zeit für Alltag (**A**): ___ Min.

Zeit für Studium/Beruf (**S**): ___ Min.

Zeit für Erholung (**E**): ___ Min.

Zeit für Sonstiges: ___ Min.

Wie typisch war dieser Tag für Ihren Alltag? ___
(0 = „gar nicht typisch" bis 10 = „sehr typisch")

Wie zufrieden waren Sie mit dem, was Sie heute von Ihren Aufgaben umgesetzt haben? ___
(0 = „gar nicht zufrieden" bis 10 = „sehr zufrieden")

Arbeitsblatt: Beobachtungsbogen (Beispiel) 7

Datum: Dienstag 21. Februar

Uhrzeit	Tätigkeit	Dauer (Min.)	Bereich (P/S/A/E)
7.45 – 8.30	Wecker, noch mal weggedöst	45	E
8.30 – 9.20	Aufstehen, Bad, Frühstücken	50	A
9.20 – 10.10	Fahrt zur Bibliothek, Abgabe eines Buches	50	A
10.10 – 10.40	Lernen in der Bibliothek	30	P
10.40 – 11.10	Freundin getroffen, Kaffee getrunken, u. a. über Referat gesprochen	30	E
11.10 – 12.15	Weiter lernen	65	P
12.15 – 13.15	Essen mit Freundin und Kommilitonen, danach Kaffee	60	A/E
13.15 – 14.45	Seminar	90	S
14.45 – 15.15	Pause	30	E
15.15 – 16.45	Seminar	90	S
15.45 – 17.45	Heimweg, dabei noch Lebensmittel eingekauft	60	A
17.45 – 18.20	Einkäufe einräumen, Küche aufräumen, Abendessen machen	35	A

Arbeitsblatt: Beobachtungsbogen (Beispiel) (Fortsetzung)

7

Uhrzeit	Tätigkeit	Dauer (Min.)	Bereich (P/S/A/E)
18.20 – 18.45	Abendessen	25	A
18.45 – 19.00	Mit dem Fahrrad zum Sport	15	A
19.00 – 20.00	Yoga-Kurs	60	E
20.00 – 20.30	Duschen und Heimweg	30	A
20.30 – 21.15	Fernsehen	45	E
21.15 – 22.30	Referatsvorbereitung für übermorgen	75	S
22.30 – 23.00	Lernen	30	P
23.00 – 23.40	Internet: Geschenk suchen, facebook	40	A/E

Summen über den Tag hinweg:

Zeit für Prüfungsvorbereitung (**P**): 125 Min.

Zeit für Alltag (**A**): 310 Min.

Zeit für Studium/Beruf (**S**): 255 Min.

Zeit für Erholung (**E**): 250 Min.

Zeit für Sonstiges: 0 Min.

Wie typisch war dieser Tag für Ihren Alltag? 7
(0 = „gar nicht typisch“ bis 10 = „sehr typisch“)

Wie zufrieden waren Sie mit dem, was Sie heute von Ihren Aufgaben umgesetzt haben? 5
(0 = „gar nicht zufrieden“ bis 10 = „sehr zufrieden“)

Arbeitsblatt: Welche Lernstrategien setze ich ein? 8

Wie oft lesen Sie einen zu lernenden Text?

Lesen Sie diesen ein Mal am Stück durch oder in kleinen Einheiten?

Wie finden Sie heraus, was an einem Text/im Lernstoff besonders wichtig ist?

Markieren Sie für sich wichtige Textstellen? Wenn ja, wie?

Machen Sie sich Notizen, und wenn ja, wie (direkt in den Text, auf Extra-Blätter, Karteikarten oder in ein Dokument am PC)?

Arbeitsblatt: Welche Lernstrategien setze ich ein? (Fortsetzung) 8

Wann machen Sie sich Notizen – parallel zum Lesen oder erst nachdem Sie den Gesamttext einmal gelesen haben?

____

____

Wie verdeutlichen Sie sich komplexe Sachverhalte, wie z. B. mathematische Formeln oder theoretische Modelle mit vielen Faktoren?

____

____

Wie merken Sie sich wichtige Dinge?

____

____

Wie lernen Sie Stoff, der primär auswendig zu lernen ist, wie z. B. Vokabeln oder Fachbegriffe?

____

____

Üben Sie, das Gelernte auch wiederzugeben, und wenn ja, wie?

____

____

Arbeitsblatt: Ausgleichende Aktivitäten

9

Was tut als Gegenaktivität zum Lernen gut? Markieren Sie alle Aktivitäten, die für Sie hilfreich sein könnten, um dann auszuprobieren, was in der Alltagssituation für Sie am besten ist! Sie können die Liste auch durch eigene Ideen ergänzen.

Aktivität	Hilfreich?
Eine Entspannungsübung machen	❒ nein ❒ ja ❒ könnte ich mal probieren
Fernsehen	❒ nein ❒ ja ❒ könnte ich mal probieren
Joggen gehen	❒ nein ❒ ja ❒ könnte ich mal probieren
Mit dem Fahrrad eine bestimmte Strecke fahren	❒ nein ❒ ja ❒ könnte ich mal probieren
Im Park oder Wald spazieren gehen	❒ nein ❒ ja ❒ könnte ich mal probieren
Ein leckeres Essen kochen	❒ nein ❒ ja ❒ könnte ich mal probieren
Einen Bildband ansehen	❒ nein ❒ ja ❒ könnte ich mal probieren
Zu einem Sportkurs gehen	❒ nein ❒ ja ❒ könnte ich mal probieren
Eine Meditationsübung machen	❒ nein ❒ ja ❒ könnte ich mal probieren
Ein Bad oder eine lange Dusche nehmen	❒ nein ❒ ja ❒ könnte ich mal probieren
Zu Hause Gymnastik machen	❒ nein ❒ ja ❒ könnte ich mal probieren
Ein Stück Schokolade oder eine Praline essen	❒ nein ❒ ja ❒ könnte ich mal probieren

Arbeitsblatt: Ausgleichende Aktivitäten (Fortsetzung)

9

Aktivität	Hilfreich?
Einen Freund/eine Freundin anrufen	❐ nein ❐ ja ❐ könnte ich mal probieren
Eine viertel Stunde auf dem Balkon sitzen	❐ nein ❐ ja ❐ könnte ich mal probieren
Ein Haustier streicheln/mit ihm spielen	❐ nein ❐ ja ❐ könnte ich mal probieren
Schwimmen gehen	❐ nein ❐ ja ❐ könnte ich mal probieren
Auf einem Instrument spielen	❐ nein ❐ ja ❐ könnte ich mal probieren
Eine Tasse Kaffee/Tee zubereiten und genießen	❐ nein ❐ ja ❐ könnte ich mal probieren
Ein Magazin oder einen Comic lesen	❐ nein ❐ ja ❐ könnte ich mal probieren
Stricken oder häkeln	❐ nein ❐ ja ❐ könnte ich mal probieren
Sich frisieren oder schminken	❐ nein ❐ ja ❐ könnte ich mal probieren
10 Minuten zur Lieblingsmusik tanzen	❐ nein ❐ ja ❐ könnte ich mal probieren
______________________________	❐ nein ❐ ja ❐ könnte ich mal probieren
______________________________	❐ nein ❐ ja ❐ könnte ich mal probieren
______________________________	❐ nein ❐ ja ❐ könnte ich mal probieren
______________________________	❐ nein ❐ ja ❐ könnte ich mal probieren

Arbeitsblatt: Gedanken vor und in Prüfungssituationen

10

Gedanken	Dieser Gedanke tritt auf		
	nie oder selten	**manch-mal**	**häufig oder immer**
Wenn man mir ansieht, dass ich ängstlich bin, stehe ich vor dem Prüfer schlecht da.	☐	☐	☐
Mit einer möglicherweise schlechten Leistung enttäusche ich am meisten mich selbst.	☐	☐	☐
Wenn mein Umfeld nicht so hohe Erwartungen an mich hätte, käme ich mit dem Prüfungsstress viel besser zurecht.	☐	☐	☐
Mein Umfeld erwartet einfach von mir, dass ich mühelos durch alle Prüfungen komme.	☐	☐	☐
Wenn mein Körper nicht so viele Angstsymptome erzeugen würde, könnte ich die Prüfungssituation viel besser überstehen.	☐	☐	☐
Wenn man mir ansieht, dass ich ängstlich bin, stehe ich vor meinen Freunden, Bekannten oder den anderen in der Ausbildung/im Studium schlecht da.	☐	☐	☐
Ich muss einfach immer zu den Besten gehören, sonst bin ich von mir selbst enttäuscht.	☐	☐	☐
Das Bestehen dieser Prüfung ist entscheidend für meinen gesamten weiteren Lebensweg.	☐	☐	☐

Arbeitsblatt: Gedanken vor und in Prüfungssituationen (Fortsetzung) 10

Gedanken	Dieser Gedanke tritt auf		
	nie oder selten	manchmal	häufig oder immer
Ich darf vor anderen keine Fehler zeigen.	☐	☐	☐
Ein schlechtes Abschneiden in der Prüfung zeigt, dass ich ein Versager bin.	☐	☐	☐
Ich bin den Anforderungen nicht gewachsen.	☐	☐	☐
Ich bin einfach nicht gut genug für diese Ausbildung/dieses Studium.	☐	☐	☐
Das schlimmste an Prüfungen ist die Peinlichkeit, wenn die Note nicht gut ist oder man eine Frage nicht beantworten konnte.	☐	☐	☐
Niemand darf wissen, wie es mir eigentlich wirklich mit Prüfungen geht.	☐	☐	☐
Bestimmt fällt mir in der Prüfung nichts mehr ein und ich bekomme einen „Blackout“.	☐	☐	☐
Ich kann mir den Prüfungsstoff einfach nicht merken.	☐	☐	☐
Die Prüfung wird eine totale Blamage und Katastrophe werden.	☐	☐	☐

Arbeitsblatt: Hilfreiche Gedanken finden

11

Situation	Hinderlicher Gedanke	Gefühl (Stärke des Gefühls, 0–10)	Hilfreicher Gedanke	Gefühl (Stärke des Gefühls, 0–10)
Beispiel: Auf dem Weg zur Prüfung	„Ich habe so schlecht geschlafen, ich kann mich bestimmt nicht konzentrieren!“	Panisch, zittrig (9)	„Ich bin sehr aufgeregt, aber das Adrenalin hilft mir, dass ich mich trotz der schlechten Nacht konzentrieren kann.“	Ängstlich, aber etwas zuversichtlicher (5)